最終講義
心因と外因を一人の精神科医が診察することの難しさ

兼本　浩祐

星和書店

前書き

コンバットというアメリカのテレビドラマを見たことがあるといったら、もう還暦は確実に過ぎているということになります。サンダース軍曹に率いられる小隊が、第二次世界大戦の時に欧州各地で戦う様子をドラマにしたものですが、１９６２年から１９６７年にかけて放送されたものだからです。戦闘シーンよりも登場人物の心理的な葛藤を描くある種のヒューマン・ドラマだったと評価されているようです。私が見ていたのは小学生の時のはずなのですが、強い印象で今に至るまで覚えています。

自分がどんな働き方が好きでそれが自分の性分に合っているのかどうかは、実際に体験してみないとやはりわからないという思いを退官してから強くしています。愛知医大で働いてみてわかったことですが、サンダース軍曹のように小隊で働くのが自分の性分にはよく合っていたということを改めて思っているところです。現場で一緒に体を張ることでしかわからないことが、現場にはたぶんたくさんあります。野戦病院のように過ごした臨床の仕方が正しかったどうかはわかりませんが、愛知医大のかつての同僚の人たちと会って話が盛り上がるのは、何よりもその時はつらかった戦いの時をともに戦った時のあれこれです。大学病院というところは、腐っても鯛というか、やはりきちんとした救急の設備があり、他科の先生のバックアップがあるので、クリニックでも精神科専門病院でも診ることができない人たちを引き受けることができます。しかし、引き受けるためにはそれだけ懸命に働かねばならない大変な現場でもあります。

大学病院の臨床という現場では、少なくともマスコミにもてはやされない地味な部署では、今の現状においては一生懸命に働くことが必ずしも報いられないところがあります。働き方改革を含め、様々な上からの「改革」は、現場にいない人たちが決めて、結果として雑務を増やし規制が強化されるだけで、今のところは現場をさらに疲弊させる効果しか発揮していないようにも見えます。小隊で自分がプレーイング・マネジャーとして一緒に戦えば、現場では何が不足し、どんなことがしんどいのかは自ずからわかるのですが、決まりや規則を決める人たちの一部は現場とは関係のないところで、「やった」というアリバイ工作のためにいろいろな決まりを決めているようにも見えてしまうところがありま す。とはいえ、前と比べて世の中はよくなったところもあります。精神科は、支援のために行政や地域の福祉関係の人たちとも関わりますが、私が臨床を始めた頃と比べると、たとえば障害を持つシングル・マザーが地域で子育てをする体制などは段違いに充実しました。多くの場面で行政を担う人たちのメンタリティは大きく変わり、少なからず一緒に仕事をしようという人たちがいて、乱暴な上からの「改革」がこの歩みを台無しにすることがなければ、案外、よい方向に世の中が変わるということもあるのかもしれません。

現場で働き続けながら考えるという軍曹的な立ち位置で仕事ができたのは、自分にとってはとても性分に合っていたなとやはり思います。保守的といえばとても保守的なのですが、自分が現場で実感を持って感じたことしか、本当に信じることはできないたちなのだと思います。狭い自分の体験から考えることを始めるのは、いつでも世界を大きく歪んだ形で認識してしまうピットフォールに陥る危険と裏腹なのは間違いありません。しかし、それでも私たちは自分の体験した現場を土台にしてしか、結局は何か意味のある形でものを考えることはできないのではないかと思っています。

ここで収録していただいた最終講義は、てんかんと精神疾患をたくさん担当したという私自身の大きくバイアスのかかった臨床体験をもとに、私が小隊の軍曹的に考えたことです。こういう精神科臨床の現場の見え方もあるということを少しでも共有していただければ嬉しいです。

最後に、本にしていただくことを提案していただいた星和書店の石澤雄司社長と担当の近藤達哉さんに深く感謝いたします。

目次

《退官記念講演》

心因と外因を一人の精神科医が診察することの難しさ
—愛知医大で見た7000例の新患の中から—

愛知医科大学精神科学講座　兼本浩祐　最終講義
２０２３年２月13日　愛知医科大学たちばなホール

はじめに

今日は、いつもと同じスタイルでやるということで、白衣でそのまま来させてもらいました。遠くから来ていただいた方もいらっしゃって、来ていただいただけの講演ができるか自信はありませんが、頑張って話をさせていただきます。

２０１０年くらいに中安信夫先生との対談(1)で、自分の精神科医としてのアイデンティティはどこにあるんだろうという話をしたことがありました。例えば、偉くなること、あるいはアカデミズムに携わることや論文を書くこともありますし、われわれはこの職業を生業《なりわい》として生きているわけですから、やはりお金を稼ぐこともとても大事な側面だと思います。

しかし、せっかく仕事の内に喜びを感じることができるポテンシャルのある職業にたまたま巡り合ったわけですから、クラフトマンシップ、職人的精神科医でありたいと思うのも一つの選択肢でありうるのではないかというのが中安先生とのお話の一つの肝でした。最近、北海道大学から無理を言って櫻井高太郎先生に来ていただいたのですが、講演や事例検討会などをお聞きすると、てんかん診療に関してやはりプロだなと思うわけです。そして、自分よりもいろいろなことをよく知っていらっしゃったり、ケースの検討のときに自分が気づかないことを気づかれたりするわけです。そうすると「負けた!」と思って、嫉妬心なのでしょうね、心が疼くわけです。でもこの心の疼きがなくなってしまったら、そのときには第一線のプロではもうないような気もします。もちろん、嫉妬したからといって意地悪するような了見の狭さはさすがにないのですが、勉強が足りないなと心苦しくなるわけです。

今日は5つの話題について、話をしたいと思っています。

1つめは、愛知医科大学で、2000年1月から2022年11月までに診た患者さんのサマリーです。

2つめは、10年くらい前から定番で愛知医科大学の学生さんたちに行ってきた精神医学入門の授業のさわりの部分を再現します。聞く人によっては古臭い話に聞こえると思うのですが、かいつまんで言えば心因・内因・外因の話です。私たちが精神科医として臨床するときに、心因・内因・外因という線引きは、結局のところ、やはり基本的な参照枠にせざるを得ないのではないかと今でもずっと感じているからです。

3つめは、心因・内因・外因という話にも関連しますが、了解ということを考えていきます。精神科医というのは、了解を生業とする職業ではないのかというのが私の持論です。そして、その了解を断念せざるを得ないときというのはどういうときかの感覚を持っているかどうかが、外科医がメスを扱えるかどうかのように、精神科医を印づけるところがあるのではないかという話です。

4つめは、うまくいかなかった2事例を挙げます。実際のケースではなく、モデルケースで、いずれも、てんかんを診るという身体疾患の枠組みから始めたのに、なし崩し的に精神科的なアプローチとなってしまったことが事例を複雑にしたと考えられる具体例をフィクションとして提示しました。

5つめは、これを受けて、精神科医とそれ以外の身体科医のユーザーに対する対人距離ということを考えてみます。身体科では枠組みがデフォルトで、もともと与えられていますす。それに対して、精神科医はいつも対人距離をその都度自分で作っていかなくてはいけないという点が少し違うという話をする予定です。

Ⅰ　愛知医科大で初診した患者

図1に愛知医科大学で初診した患者さんの内訳を提示しました。てんかんだけでなく、おおよそすべての精神疾患が初診の対象でした。てんかんに似て非なる少し珍しい病態の一過性全健忘の人が10人くらい、発作性運動起因性ジスキネジアの人も15名くらいなど、発作性に起こる病態については稀な病気もそれなりの数で診ています。統合失調症や気分障害は600～800人くらいを初診しましたが、うちの大学の特徴としては、心因性非てんかん性発作という、気持ちの問題でけいれんしたり、意識がなくなって、てんかんと誤診されてしまう人を多く初診したことでしょうか。ざっと400人くらいです。途中からは、臨床心理士の人たちと一緒に腎移植の家族の術前検査に関わらせてもらい、家族の力動が目に見えるようにわかる場合があり、本当に勉強になったのですが、そういったケースは300人くらいを体験させてもらいました。てんかんを除いて、心因・内因・外因別に、初診した人がどれくらいの割合であったかを示したグラフが図2です。

2010年で区切って10年間で前後を比較したところ（図3）、やはりてんかんとてんかんの鑑別診断でこの10年、私が初診した人はとても増えていました。逆に、統合失調症

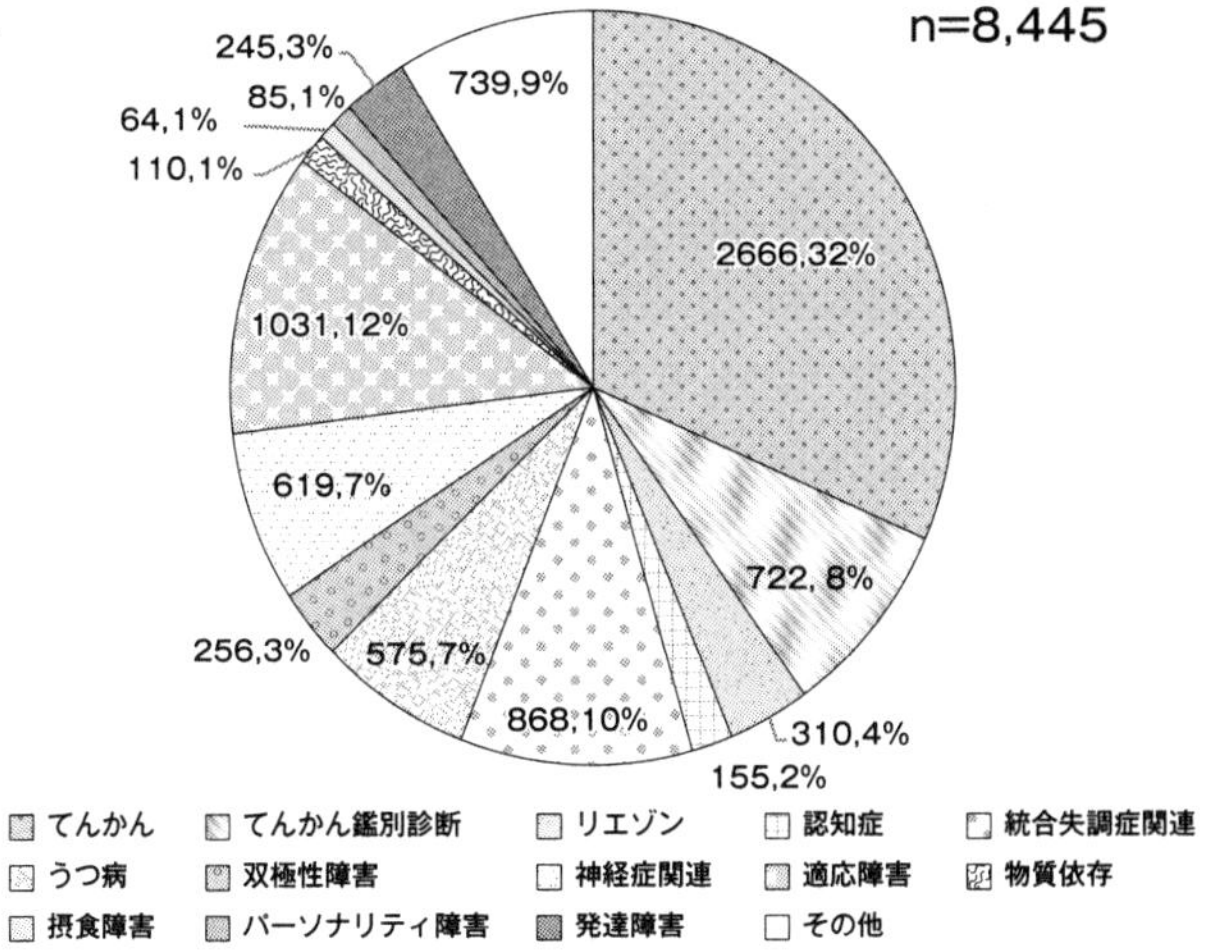

図１　愛知医科大学で初診をした人の内訳（2000 年１月～ 2022 年 11 月）

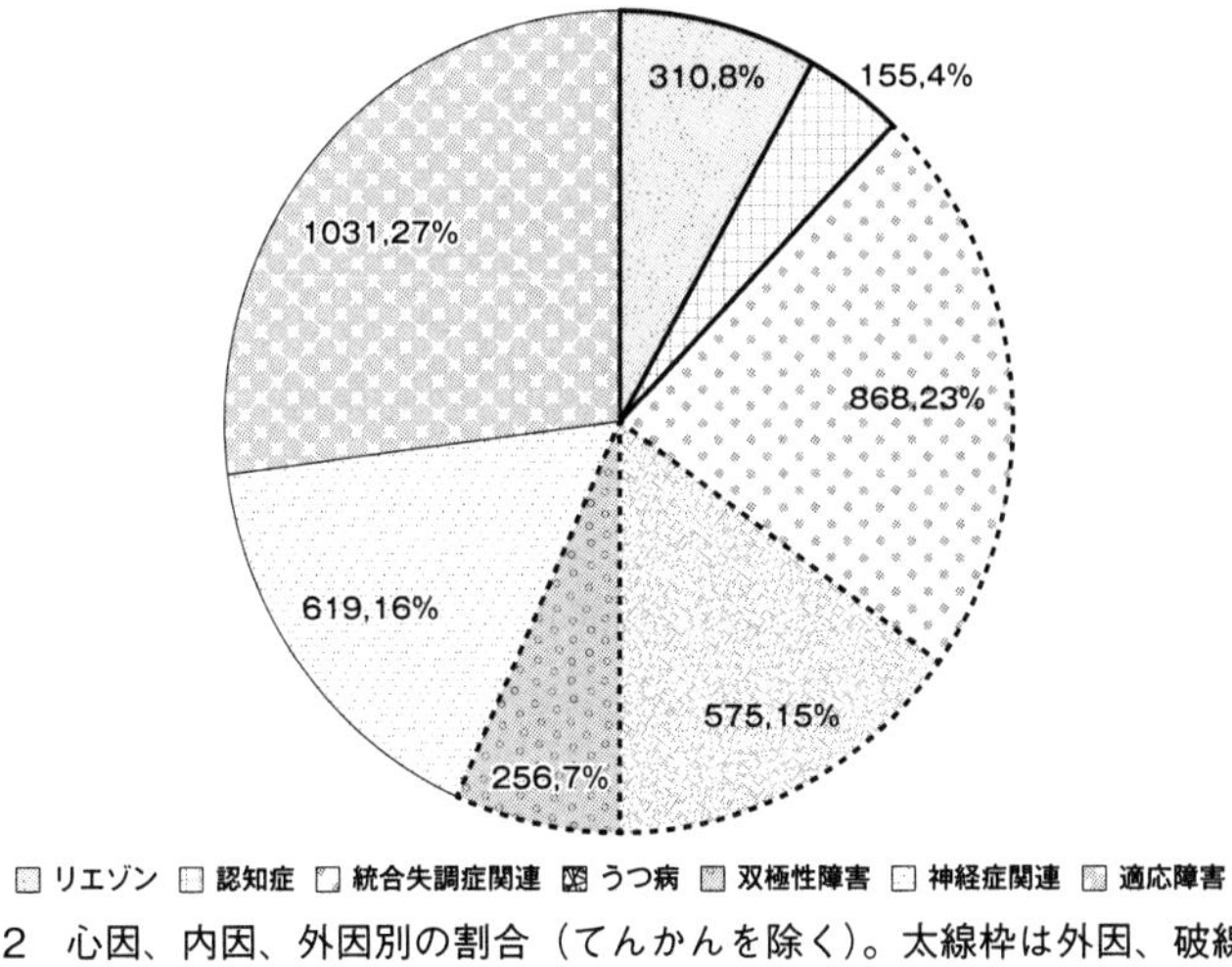

図２　心因、内因、外因別の割合（てんかんを除く）。太線枠は外因、破線枠は内因、細線枠は心因

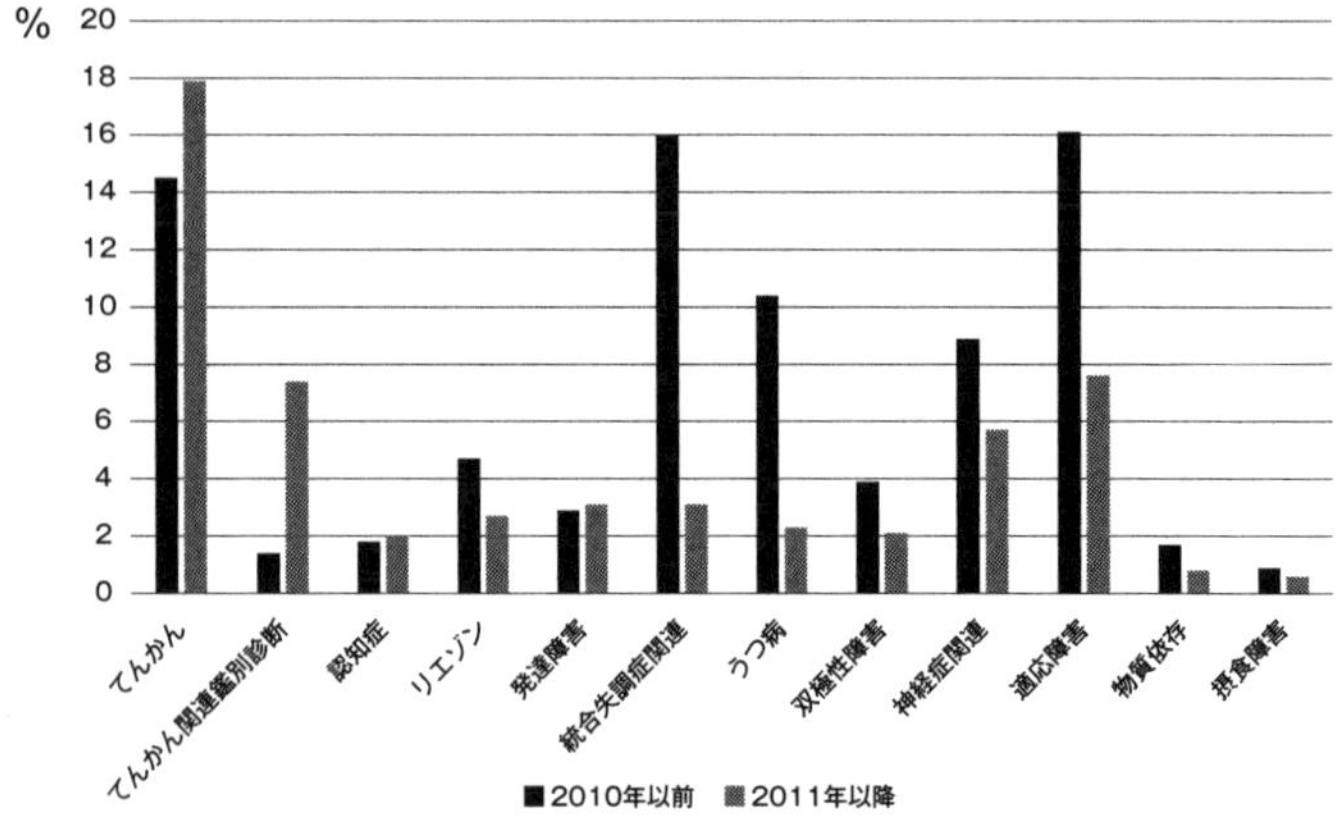

図３　2000～2010年と2011～2022年までの初診の内訳

やうつ病の患者さんの初診はかなり減りました。これはどうしてかというと、私が最初に愛知医科大学に来たときよりも、幸いなことに医局の人の数がだんだん増えて、より専門のグループもできてきたこととも関係があるのではないかと思っています。

例えば、私が最初にここに来たときは、認知症の初診は私が一番たくさん診ていました。しかし今や認知症は、深津孝英先生が専門的にやってくださっていて、私も途中までは深津先生と同じくらい診られるようになりたいと頑張ったのですが、今は深津先生の講義を聞いていると同じレベルで頑張るのはちょっと無理かなと感じています。それから、摂食障害も佐治木萌先生が中心になって専門的にやってくだ

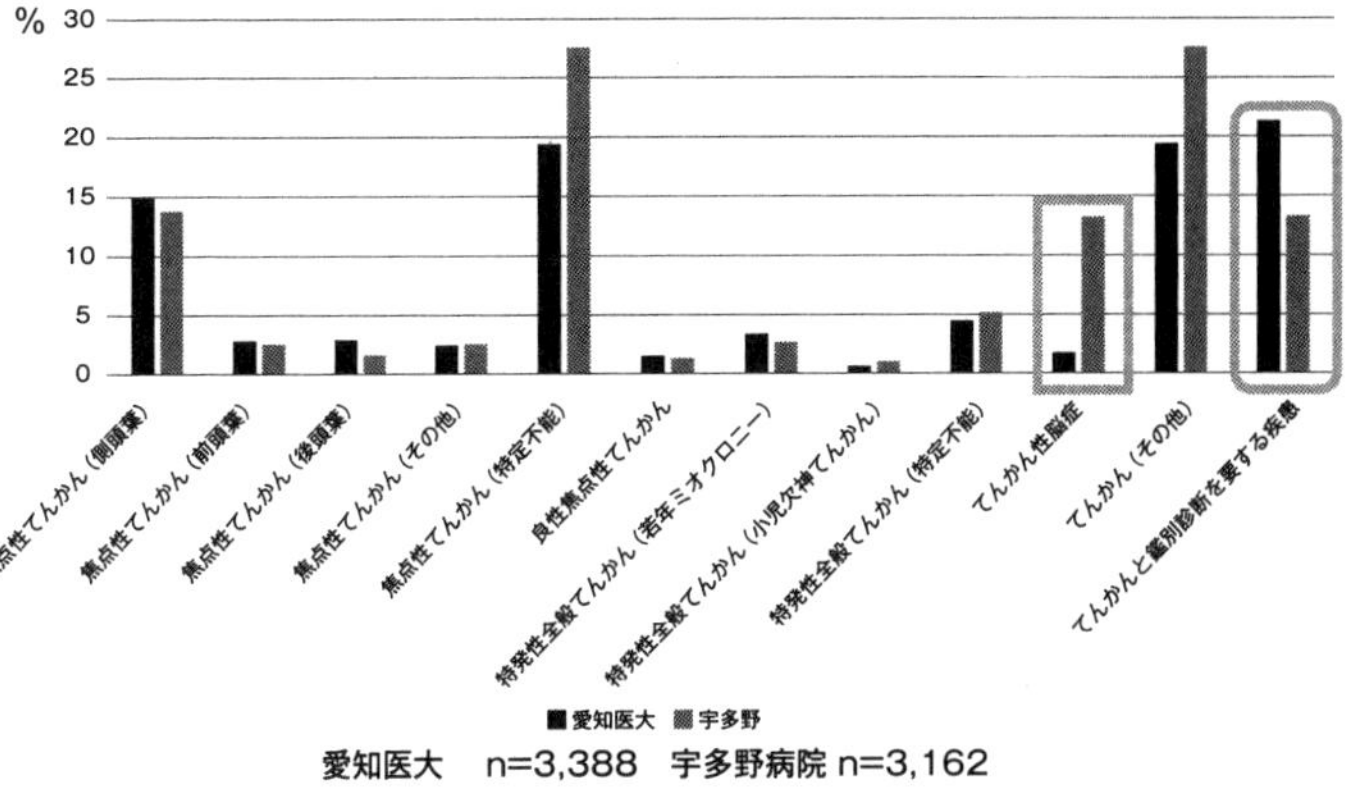

図４　愛知医科大学と宇多野病院でのてんかんの初診の比較

さっていて、クリニカル・パスを作り、引き受けるべきときにはためらわずに引き受けることができるようになりました。

てんかんだけを比較してみると（**図４**）、私は前の勤務地の京都の宇多野病院でおおよそ３０００人くらい、こっちでもおおよそ３０００人くらい、てんかんの患者さんを初診で診ています。両方を比較した場合、宇多野病院で特に多かったのは、てんかん性脳症です。Lennox症候群やWest症候群といった小児科の先生が診ているような患者さんたちです。これは、てんかんセンター以外で成人の診療をしている場合には、滅多に診ることはありません。トランジションの場合にはこちらでも診ることがありますが、小児科の先生がもう大人になったからといって紹介されて引き継ぐケースになります。

これは今日の話と少しずれてしまいますが、一般的にはてんかんを専門としない脳神経内科の先生は、てんかん性脳症を苦手とされていることが多いように思います。てんかんを専門としない精神科医に至っては言わずもがなです。それにはおそらく大きく2つの理由があって、てんかんセンターのような特殊な場所で経験を積まないと成人を対象とする医師が自然にてんかん性脳症に遭遇する機会がほとんどないこと、それからてんかん性脳症にはきわめて多くの種類があって、その一つ一つはかなり稀なものを含んでいて、その症候群を残らず習得するのは困難を極めるということが挙げられると思います。最近では、遺伝子に関連してさらに多くの疾病が提唱されていて、すべてに通暁するのはてんかん専門医であっても成人を主に診ている場合には、ほぼ不可能ではないかと思います。ただ、Lennox 症状群や Dravet 症候群などの比較的数の多いものについては、ある程度経験を積めばそんなに怖くはなくなるのですが、やはり包括的に様々なてんかんを診る機会がある静岡のてんかんセンターや、以前の宇多野のてんかんセンターのような場所で経験を積むことが必要になるかもしれません。

対照的に、宇多野病院時代より、愛知医科大学でよりたくさん診たのは、心因性非てん

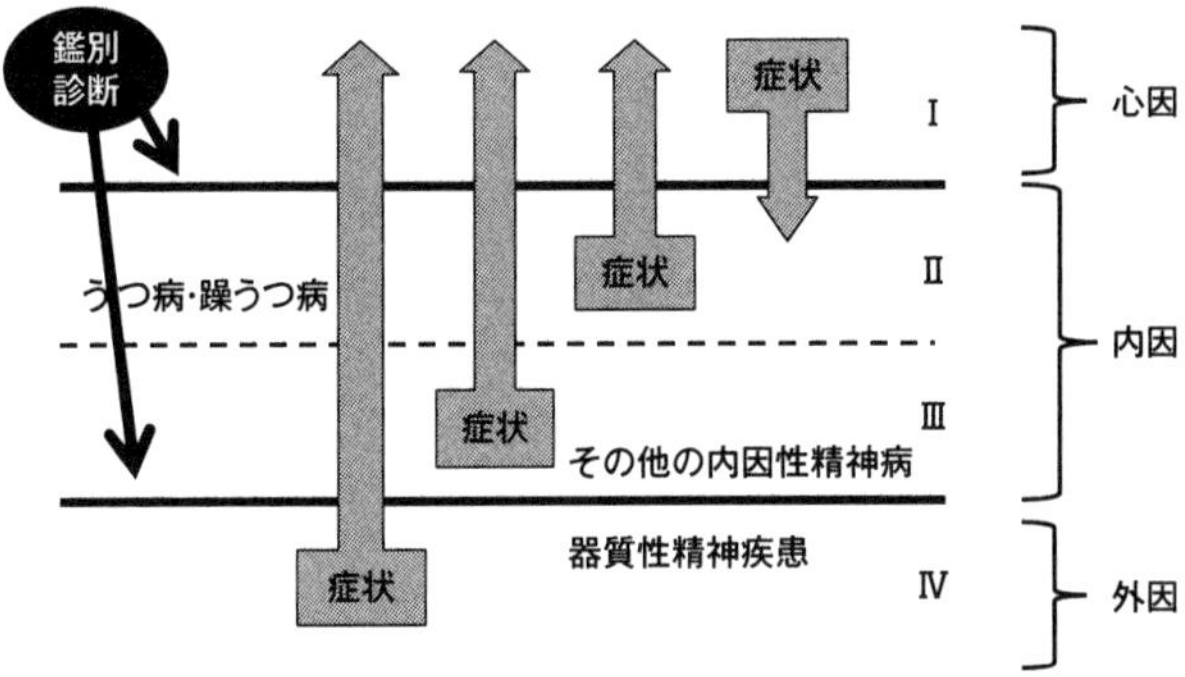

図５　精神疾患診断階層図（文献２を改変）

かん性発作や失神発作などのてんかんに似て非なる病態の鑑別診断でした。高度のてんかん専門施設ではなくて、通える範囲の人が来やすい愛知医科大学のような中間的なてんかんの専門外来では、「似て非なる」人がより来やすいのかもしれないとも思います。

これまでてんかんを７０００人診たと公称してきましたが、きちんと熱性けいれんを除いたりして数えてみると６５００人でした。５００人ぐらい、さばを読んでいたことがわかりました。数はやはり数えないとですね。

II　心因・内因・外因

いつもの授業から

図５は心因、内因、外因についての古茶大樹先生の

お話から改変して私がいつも授業のときに使っているものです。心因と内因と外因はどんなものかということを、毎年、精神医学入門の授業でやっていました。心因・内因・外因とは、単純化して言ってしまうと、例えば失恋して悲しい、なかなかご飯が食べれないというのが心因。それから、例えば脳炎があって、脳に炎症が起こって、それでものすごく怒りっぽくなるというのが外因です。そうではなくて、脳の中にはこれといって何か原因になる病気が見当たらないのに、脳がモード・チェンジを起こしたような感じになってしまい、うまく機能しなくなるというのが内因と、とてもおおざっぱに言ってしまうとそんな感じです。いつも同じことを授業で言っていますから、私の授業を受けた方はまたかとお思いになられるかもしれませんがどうかご容赦ください。それぞれの場合を、いつものようにフィクションを交えたモデルケースを使って解説してみたいと思います。

〈事例1〉娘の出産の手伝いが続いてから耐え難い頻尿を訴えて、泌尿器科から紹介になった60代女性

最初はうつ病のケースからです。どんな人をうつ病とわれわれは診断するのでしょうか。この方は60代の女性です。息子が2人いらっしゃいますが、いずれも独立されていて当時は配偶者と二人暮らしの方でした。ご本人が自分は認知症になったのではないかと心配されるので、長谷川式簡易知能評価尺度を取りましたが30点満点で問題はありませんでした。

うちに来られる1年前の夏から秋にかけて、お孫さんが2人続けてお生まれになって、片方は沖縄までお手伝いに行かれました。

そうこうして、うちに来る前の年の正月前から、日中は1時間ごとに、夜間は2時間ごとにトイレに行きたくてどうしようもなくなってしまい、過活動性膀胱の診断で、リスミー（リルマザホン）という抗不安剤を処方されました。リスミーのお蔭で夜間はトイレに行かずに済むようになったのですが、尿意のせいで、初診の年になってから楽しかった習い事も全然興味がわかなくなり、行くのが苦痛になってしまったと訴えられます。先ほど言ったように記憶力も落ちていると感じるようになられました。

初診の年に入ってからは、熟眠感がなく、食欲もなくて、体重も2ヵ月で2キロほど減っており、よくあることですが、泌尿器科の先生に無理やり精神科に行きなさいと言われて、初診となったわけです。

本人は泌尿器に原因があるのでここに来ても仕方がないと縷々として訴えられました。

病歴から、私たちはいわゆる内因性のうつ病の可能性が高いと判断し、ミルタザピンという抗うつ剤15㎎を開始し、45㎎まで3週間かけて増やしていきました。3週間の間は少なくとも患者さんの苦痛に関してはあまりはっきりとした効果はありませんでした。家事もさらにできなくなり、夜間の不眠や食欲の不振は全然良くならないとご主人ともども強く訴えられていましたが、何回も何回もトイレに行ってどうしようもないという泌尿器科的な訴えはいつの間にかなくなっていました。

ご主人は薬物療法にものすごく不満で、何でカウンセリングをしてくれないんだ、精神科なのにゆっくり話を聞いてもらえないのはどうしてだということで怒っていらっしゃいました。このとき某週刊誌で、精神科医が出す薬は毒だというたぐいの特集がたまたまあって、それを読まれたご主人は、精神科医っていうのは信用ができない、金儲けのために効かない薬を出しているんじゃないかと、怒っていらっしゃったわけです。

効果が出るのに遅い人では数週間かかる場合もあるので、もう少し待って欲しい、脳のスイッチが切り替わってしまっているような場合があり、その場合はまずは休養と薬物療法で脳のスイッチをもとのようにもう一度切り替えないとうまくいかないんですということを話し、説得を試みました。

ご本人は「家事もできずに、こんなに怠けていいんでしょうか。怠け病になってしまったようです。部屋が散らかっているのを見ると責められているようでつらいのですが、片づける気力がありません」と自責感を訴えられます。

「今は人の手を借りてでも休むのが仕事と考えてください」と、万事いつもきちんとしていらっしゃる方がうつ病になられたときにはいつも言うのですが、そういうことを言いました。

そうこうしているうちに、投薬後1ヵ月くらいから、午前10時以降は随分気が楽になったと報告されるようになります。それでもご主人はまだまだ不信感でいっぱいで、午前中調子が悪いのは夜に飲むミルタザピンというあんたが飲ませている薬の副作用に違いないから薬を減らせと矢の催促です。それで、とうとう根負けしてしまい、ミルタザピンの量を30㎎まで減らしたところ、2週間目に表情が暗くなり、物忘れをまた訴えられ始めたので、ご主人に、やっぱり45㎎いるんですよと抗弁して、再度45㎎まで増量を行いました。

増量から1週間後、投薬開始後2ヵ月目になると、口は乾くけれども朝も含めて気分が良くなったと言われ、目に見えて表情が明るくなりました。ただ、検査値ではAST、ALTが少し上昇し、肝臓の負担も考えられ、慎重にそうした指標もフォローしながら、

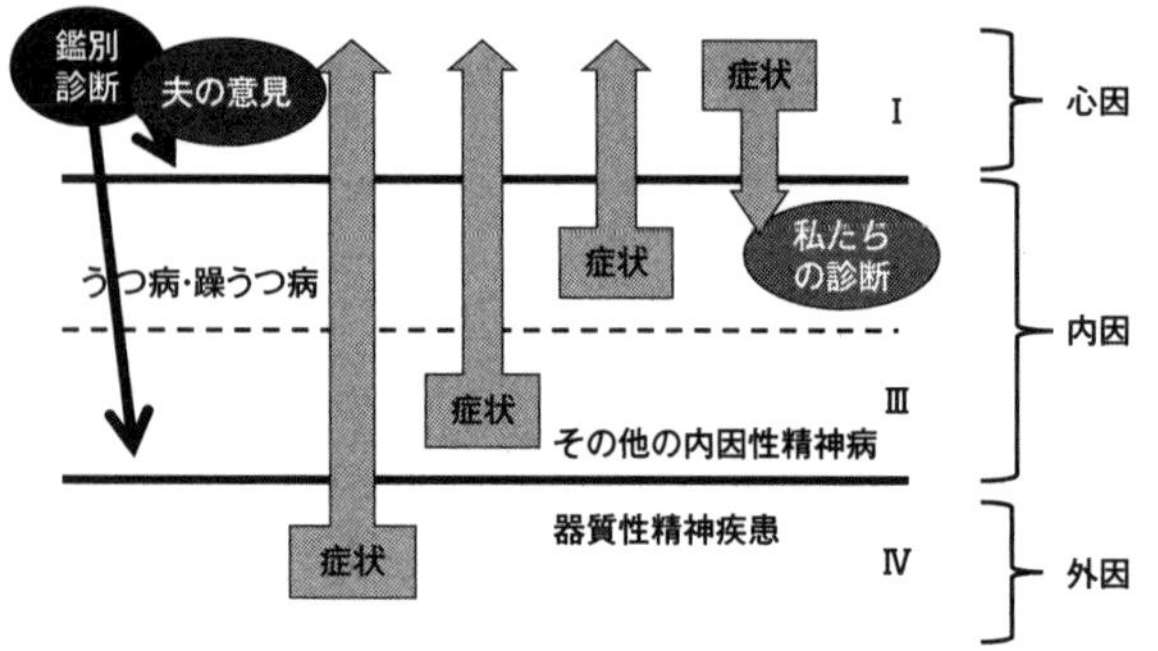

図６　事例１（文献２を改変）

肝臓もそれ以上の悪化傾向はないため、根気強く投薬を続けていくと、投薬開始後４ヵ月目には、もともと好きだった習い事も徐々にですが再開できるようになりました。すっかり寛解したので、投薬開始後７ヵ月目から、ミルタザピンの減量を開始して、今度は悪化しないことを確認した上で、投与開始10ヵ月目には、投薬を中止しました。

投薬開始後1年3ヵ月目に再検しましたが、元気でうつ病再燃の気配はなく過ごしているということでした。その後、3年間は再発・再燃がなく、とても元気にやってらっしゃることを電話で確認しています。終診のときには失礼なことを言ったとご主人から謝罪がありました。

図6のように、もともと私たちは、これはうつ病だ、内因性の精神疾患だと考えていたわけです。しか

し、ご主人は話をちゃんと聞いてもらって、受け入れてもらって、気持ちに寄り添ってもらうことが治療なのではないか、話も聞かずに薬漬けにする週刊誌に書いてあった藪医者にかかっているから良くならないのではないかと感じていらっしゃって、その食い違いから私たちは論争していたわけです。われわれの言い方をするのであれば、心因性の病気を内因性の（脳のモード変化の）病気として扱っているから良くならないのではないかとご主人の印象を言い換えることができるかもしれません。

〈事例2〉 失立・失歩を呈し多発性硬化症を疑われた30代女性

次は、失立・失歩を示して多発性硬化症を疑われた30代の女性の事例です。ご両親とご兄弟と暮らしていらっしゃいましたが、家族仲は大変良かったとのことでした。新婚さんだったのですが、ご主人は初診時には単身赴任中でした。元来壮健で優秀な人材として職場の評価も高い人でした。

この方があるときに風邪をひいて、その3日後ぐらいに、めまいで歩けなくなって呼吸困難に陥りました。両手・両足の力が抜けてまったく歩行ができなくなり、首の筋力もなくなってしまい、全身が軟体動物のような状態になってしまったとのことでした。2、3

日くらいで回復しましたが、長距離が歩けないという感覚は残っていたそうです。

その1ヵ月後また外出時に、今度は特に風邪をひいたわけでもないのに、段々まっすぐ歩けなくなって、その日のうちに階段の上り下りができなくなります。平坦な場所でも、右足が膝折れし、その明くる日にはまったく歩行ができなくなり、A病院の脳神経内科を受診します。「バビンスキー反射も出ているので、やはり中枢神経の病気ではないか」と指摘され、翌々日にP病院に入院します。そこで両足の不随運動や右半身の不随運動も加わってきます。歩行ができない状態はまったく改善せず、不随運動も段々悪化する一方だったので、多発性硬化症ではないかということで、パルス療法の可否を検査するため、再燃後10日目に、当院の脳神経内科に転院になりました。

入院後の症状は一進一退でしたが、多発性硬化症の典型的な経過とは症状の推移が異なっており、MRI所見も欠けていること、歩行状態がまったく改善しないことから、これはどうなんだろうかということで、4ヵ月後に当科に紹介になりました。

初診時の印象は非常にハキハキしていて仕事ができそうな女性でした。面接の初日は首も自力で起こすことができず、ベッド上で横たわったままの診察となりました。「お願いします」と、丁寧に礼儀正しく挨拶はされるのですが、なんで自分が精神科を受診しなく

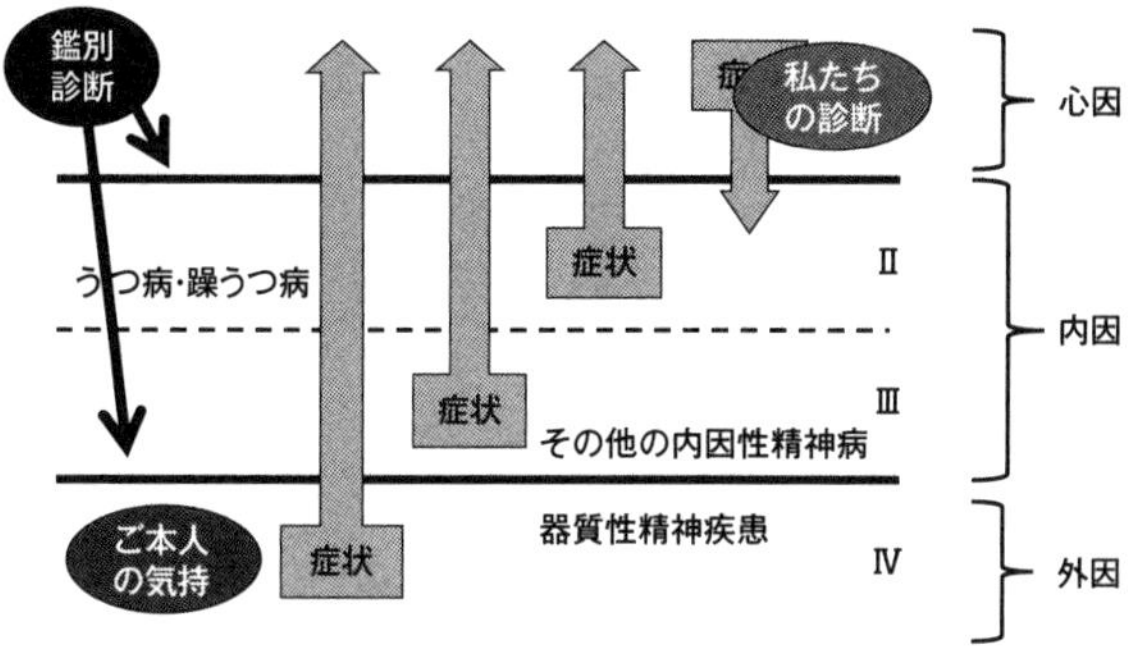

図７　事例２（文献２を改変）

てはいけないのかという強い抵抗感がありありと感じられ、間違いなく怒っていらっしゃる印象でした。精神科に他科から紹介された場合、こういうことも少なくありません。その場合は、「精神科受診は無駄になるかもしれませんが、身体症状の検索を神経内科の先生にしてもらいながら、いろいろな可能性を尽くすという意味で、精神科も関わらせてもらうことにしてはどうでしょう」と言うことにしています。体の問題なのだというご本人の意向を尊重する形で、歩行訓練と称してゆっくりと院内を歩きながら面談を行いました（**図７**）。

面談開始後、１ヵ月くらいで、歩行時にカクンと膝折れをするような脱力が起こることはあるものの、ゆっくりと歩行ができるようになります。さらに１ヵ月後には階段の上り下り以外は可能な状態となりました。

ところが、その頃から、過呼吸が繰り返し起こるようになります。過呼吸の後には腹圧をかけないと排尿ができないという新しい症状も出現しました。

このようなことを毎週続けているうちに、この過呼吸発作というのは、ご主人が帰省したときに合わせて起こっているということが、面接の経過でお互いに意識されるようになりました。さらに、最初のエピソードもご主人が帰省したときに起こったということが確認されてからは、すべての症状が消えていきました。

脳神経内科の先生は2週間に1度の頻度で見てくださっていたのですが、その後4週間に1回という形で、段々脳神経内科からうちに診療の比重はシフトしていきましたが、患者さんの側もこの時点ではもう反発されることはありませんでした。

身体症状が消失したのと時を同じくして、看護スタッフに対して非常に批判的・攻撃的になられた時期があります。この方はもともと医療関係者なので病院の仕組みもよくわかっていらっしゃって、批判は正鵠を得ているところもあったものですからかなり大変だったのですが、「体の症状が心に戻ってくるときにはこうした状態を経過することが多い」と事前にスタッフには説明していたので、何とかスタッフには持ちこたえてもらいました。

面接開始後3ヵ月目には、「結婚はしながら、性的関係は持たず子どもは作らない」という状態を知らず知らずに選択していたのではないかということが話題になりました。歩行に際しては、若干の違和感は残っていましたが、面接を開始してから3ヵ月目に退院して、週に1回の通院を行うことになり、面接開始後8ヵ月目に職場復帰します。今も元気で職場でもバリバリ働いておられますが、結局、退院1年ほどして離婚されました。

〈事例3〉解離性障害と誤診された30代女性

次はちょうど正反対の事例になります。つまり、気持ちの病気だと初めに診断されていたが、体の病気だったという例です。

30代の女性の例です。大学卒業後ツアーコンダクターをされていました。ご本人はもともとはとても真面目でプライドが高く、しっかり者と評判の人だったとのことでした。現在妻と別居中の人と交際されていて、その人の離婚がようやく成立して半年後に結婚される予定でした。あるとき、この女性が家族と団らん中に突然大声で怒り出して興奮状態になり、どうしようもないので、ご兄弟がうつ病の治療のためということでもらっていたオランザピンを飲ませたところ落ち着いたということでした。

その明くる日には、ご兄弟が通院しているAメンタルクリニックに行きました。そこで、こんなに人が急に変わったようになってしまうのは解離性障害でしょう、結婚話のストレスが関係しているのではないかと言われ、オランザピンが良かったみたいなので、余分に出しておきますから飲ませておいてくださいとアドバイスを受けたそうです。帰りの車中でまた大声を出し興奮状態になられたようですが、帰宅してからオランザピンを飲ませたところ、また落ち着きました。

この人はピアノがすごくうまい人で、ピアノの発表会を仲間と一緒にやろうという計画があったようです。明くる日、そのことが話題になったとき、また興奮が始まりましたが、発表会の日時などの記憶があいまいになっていることなどを気にした母親が、Aメンタルクリニックは誤診ではないかとB精神病院というところに連れて行きます（図8）。しかしB精神病院でも同じように解離性障害の診断が下されました。帰りの会計をするときに、何かの行き違いがあって、その会計のところで身を乗り出して病院職員を殴りつけたため、入院を勧められましたが、本人・家族とも拒絶して帰宅しました。

その次の日は、家族とも楽しく夕食ができ、4日目には再びピアノの発表会や結婚準備のことで興奮しだし、大声をあげるといったことがありましたが、大暴れにはならず何と

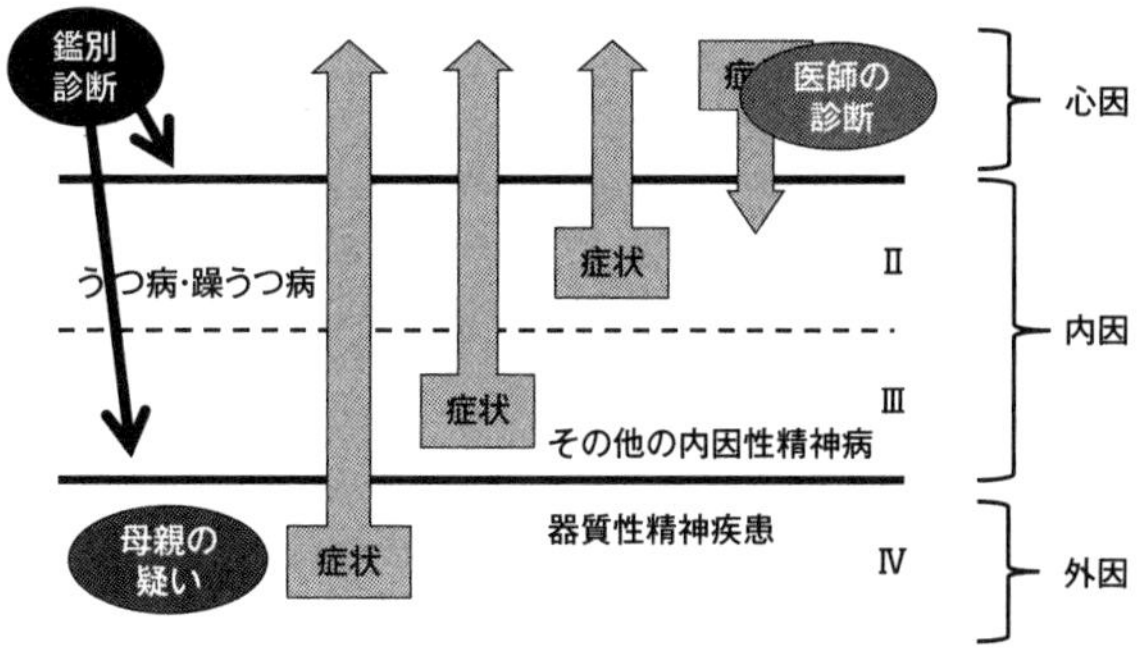

図８　事例３（文献２を改変）

か落ち着いていました。

ところが5日目になってから、昼食後、体が急にエビ反りになる発作が出現しだします。このエビ反りがどんどん起こり始めて、そのため当院に搬送されることになりました。エビ反りというのは、オピストトーヌスともいいます。精神科でエビ反りというと、心因性発作の女王とも呼ばれているマリー・ウィットマンが、シャルコーに抱きかかえられて臨床講義の場でのけぞっている有名な絵を多くの人は連想します。それもあってか、精神科医はのけぞる人は心因性かなというちょっとした固定観念を抱いていることがあるのですが、実は調べてみると器質性の場合との比率はせいぜい半々くらいだそうです。

救急搬送されたときには、彼女は呼びかけに応答をほとんどしない状態でした。しかし、神経学的な所見も、ラボのデータも、MRI画像もまったく異常はありませんでした。しかし、ご家族の心配そうな様子もあり、救急担当の脳神経内科の先生が、精神科医と相談して精神科病棟で少しお預かりしましょうかと提案したのですが、「何もないのだったら帰る」と言って帰られてしまいました。

その2日後です。その日は私は再来の日でたくさんの患者さんでごった返していて、再来の外来では新患の人は普通は診ることができません。そのときに、どうやってそんなことが起こったのか今でもわからないのですが、ご家族が担架にこの患者さんを乗せて外来にいらっしゃって、ほとんど睨まんばかりに私のほうを見ておられました。ご家族の鋭い眼差しと患者さんの重篤な印象から例え今日の外来がどう荒れてもこれは診たほうが良いのではないかと感じました。私の外来はともかくも忙しくていつの間にか一人ではできなくなってしまっていて、若いシュライバーの先生が何人かついていただいているのですが、そのときも私が少し話をした後で、勇敢なシュライバーの先生たちが話を引き継いでくれて、ERのほうに患者さんとご家族を連れて行ってくれ、もう一度いろんな検査をすることになりました。

すぐに脳波も取りました。救命救急の先生がてんかん様の症状が起こっているときの発作時脳波を読めるようになるべきではという話をときどき聞くのですが、発作時の脳波を判読するのはかなり難易度の高い部類の脳波判読になります。患者さんが動いていて指示に従えないことが多く、筋電図ばかりが混入することもその一因です。一つの決め手は、まだ体が動いていない最初のほうに異常な脳波がないか、発作が終わった最後のほうに徐波がどのくらい出ているかです。しかし、この方の場合は、いずれにも最初の脳波では明確な異常を見つけることができませんでした。ラボのデータも画像も所見は全然出ないわけです。

しかしあれこれ試み、他科の先生も巻き込みながら、来院から6時間くらいして、もう一回脳波を取ってみようということになりました。少し鎮静をかけて取ると、筋電図があまり出ていないエビ反りのときの脳波が取れて、左の側頭部から小さな振幅で速い波から次第に振幅を大きくしてゆっくりになっていく脳波所見がみられたのです。これは、焦点性てんかんが起こっているときの特徴的な脳波です。ただし、その振幅は大きくなったときでも通常のα波を超えない程度で、周波数もα波の帯閾にあって、当初の脳波では筋電図の混入でまったく見えなくなってしまっていたと考えられました。まったく同じ脳波所見が「エビ反り発作」のときに何度か確認され、「エビ反り」は間違いなくてんかんの発

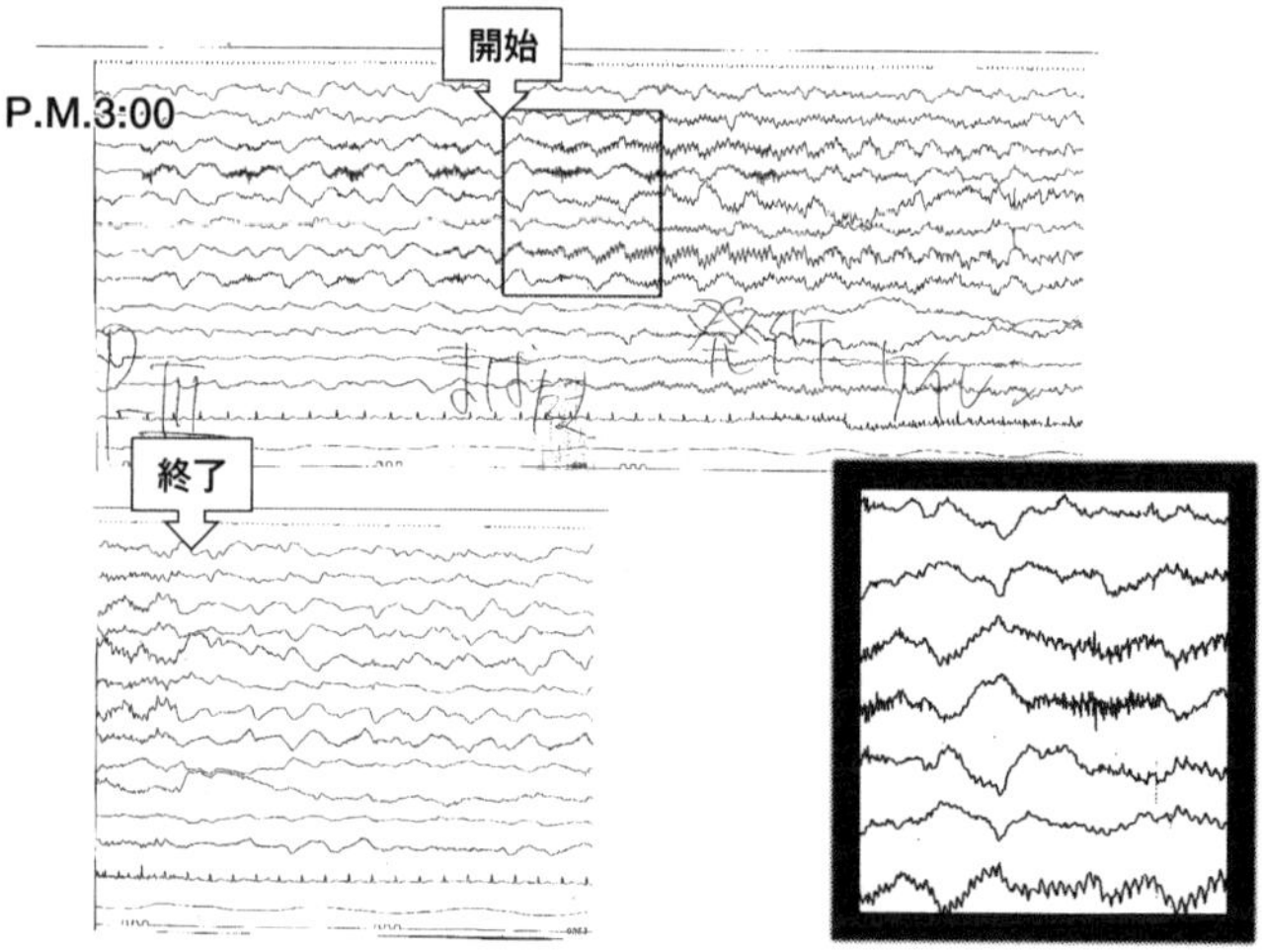

図９　事例３のエビ反りのときの発作時脳波

作だ、つまり今のこの方の病気は間違いなく器質性の疾患だと確認され、脳神経内科の先生にもそのことを報告しました。**図9**にはそのときの脳波とてんかん性活動の最初のところを拡大したものが提示してあります。現場の臨場感を出すために、モンタージュは付けてありません。

この方は、3日後にいったん呼吸が停止してしまいました。これはもうずいぶん前の事例で、抗ＮＭＤＡ受容体脳炎がようやく話題になり始めた頃でした。この事例が皮切りで、年に2～3例くらい、急性精神病や解離性障害で紹介されてくる事例の中に抗ＮＭＤＡ受容体脳炎のケースがありました。ここ何年かはめっきり紹介されて来なくなりましたが、この病気が有名になっていろいろなところで診断されるようになり、大学病院にまで来なくなったのだと思います。

このように、心因・内因・外因というのは典型的な場合にはこんな病態ということを少しイメージしておいていただくと良いかなと思います。

III　精神科医は了解と対人距離を生業とする職業である

私は外科の先生のことはよくわかりませんが、それでも外科の先生はやはり専門とする体の部位をどのように切るかということが、その生業だと思うのです。では、精神科医は一体何を生業とする職業なのか。その一つの答えとしてそれは了解を生業とする職業なのではないかということを考えてみたいと思います。

1：了解

〈事例4〉医療保護入院とした50代うつ病男性

強制医療を引き合いに出してみたいと思います。この男性は、奥さんと二人暮らしで、公務員をしていらっしゃって、子どもは独立してもう外へ出ていらっしゃったことにしておきましょう。人事異動があって、部長職に昇任されて半年くらいしてからでしょうか。もともと大変有能な方で、部下の面倒見も良く、責任感もあるジェントルマンです。昇任後、しばらくしてから体調が優れなくなり、眠れなくなって、近医の内科で入眠剤をもらって何とかしのいでいるという状態になられました。しかし、さらに状態は悪化し、とうとう2週間ほど職場を休まざるを得なくなったのですが、休養で症状は回復して職場復帰。その後に会社が部署替えをしてくれて、調子が良くなり、好きなゴルフなどにも楽しんで出かけることができるようになっていました。

ところが、当院に来る1ヵ月ぐらい前から、朝、気合を入れないと職場に出かけることができなくなり、手足がしびれ、目が痛むといった体の症状も再び出現。仕事の効率も下がって、職場に迷惑をかけていることが悔やまれるようになり、さらに来院のしばらく前から食欲もほとんどなくなって何を食べても味がなく、記憶力も低下して考えがまとまらないといったことが出てきて、そうこうしているうちに体重も半年で6kgも減っていました。

問診の結果、半年前からゴルフも楽しめなくなり、近医のメンタルクリニックに家族に連れられて行ったところ、デュロキセチンという薬を出されたとのこと。しかし、それを飲むと記憶力もさらに落ちてイライラするため、出された薬剤の中では漢方薬だけ飲んでいることなどがわかりました。メンタルクリニックの先生はともかく嫌だ、絶対あそこには行きたくないと言うため、家族がそれならということで当院に連れて来られました。

うつ病（内因性の）と診断し、休職の診断書を書いて、「お薬はやはり要ります」とお話しし、食欲もないし、吐き気がしたら飲めないかもと考えて、抗うつ薬のミルタザピンを処方したところ、1ヵ月くらいで良くなり、1ヵ月半で仕事にも復帰されました。便秘と喉が渇くという訴えはあったのですが、症状がなくなり、ミルタザピンだけで元気に仕事をしていらっしゃったのですが、1年半ぐらいで、自己断薬して来られなくなりました。しかし、中断後1ヵ月ぐらいで中途覚醒、入眠困難が出現。再度来院されましたが、本人は抗うつ薬は絶対に嫌だ、睡眠薬だけ出してくれと強く主張されました。しかし、それでは多分難しいからと粘って説得し、ようやく、このときには、何とか服薬を再開してもらったところ、再開後速やかに調子は回復しました。

しかし、再度、自己断薬されて来院は途絶えます。しかし今度の再発は今まで以上に悪い状態でした。憔悴しきった様子で、物事が考えられない、会社に迷惑をかけているとしきりに訴えられ、仕事が何もかも滞り、会社の人たちの動きが仕事ができない自分をなじっているようでいちいち気になると訴えられました。今度も、抗うつ薬を再開してもらうよう強く促しましたが、その次の週に来院されたときには息が苦しい、喉が渇いてどうしようもない、薬のせいだと思うから薬をやめさせてくれと強く主張され、会社でも盗聴されているようだとも言われ、副作用チェックのための採血も拒否、入院も拒否され帰宅されてしまいました。

その明くる週、胃の中に電磁波がかかっているという訴えもされるようになり、首を吊ろうとされて、家族が四六時中監視していないといけない状態となったため、娘さんと義理の息子さんと奥様の3人で無理やり連れて来られました。ご本人はもちろん「僕は病気じゃない。仕事に行かないと大変なことになる」と当然強く拒否されましたが、命の危険が差し迫っているからと家族を説得し、入院になりました。

「お母さん、連れて帰って」と泣きながら入院を拒否されるのを、保護室に隔離。奥さんと娘さんは、本人の意思に反して医療保護入院にして、病院に置いて帰るのはかわいそうということで何度も逡巡されたものの、「これは脳の変調なので、お薬かそれがだめなら電気けいれんで良くすることができると思いますから」と事例1と同じように強く説得。私たちの話は半信半疑ではあったものの、家族のみんなが疲弊し、連れて帰ってもどうしようもないため、医療保護入院に同意されました。

この男性は、電気ショックをしないと無理ではないかと私たちは思っていたのですが、その日は強い睡眠薬で鎮静して寝てもらい、明くる日からクロミプラミンという強力な抗うつ薬の点滴を行いました。そうしたところ、入院後2週間で症状はみるみる回復し、入院後1ヵ月目には元気になって退院されました。

今生の別れのように、「もうお父さんとは二度と会えないかもしれない、お父さんをこんなところに置いてしまって」と言って、ご家族は泣きながら帰られたのですが、みるみる良くなって、退院2ヵ月目には、職場復帰もされました。ご本人は「入院して本当に助かりました」と、笑顔でおっしゃるという状態になったわけです。まだ薬は飲んでいらっしゃいますが、その後何年も問題なく生活を続けていらっしゃいます。

この男性について言うならば、例えば、「昇進して責任も重く仕事が忙しくなり、その割に応援もなくて大変だ、これは調子が悪くなっても当たり前だ」というように感情移入して、相手の状況を自分の身に置き換えて理解した場合、了解という接近の仕方になるわけです。

一方、「脳が慢性的にキャパを超えてしまってセロトニン神経がうまく機能しなくなっている。何とかしてそれを再活性化しなければ」という形でこの男性の症状を理解する場合、これは説明という仕方の接近になります。相手との関係がまだ十分にできていない間に、説明があまりに目立ってしまうと、「何を言ってんだ」と、精神科医以外の人はなってしまうと思います。事例1の娘さんのお産の手伝いをして具合が悪くなった女性のご主人はまさに了解を期待していたのに説明をされて腹をたてられたのだとも考えられるでしょう。この男性が最初の精神科クリニックの先生に怒りだしたのはもしかするとその辺りの行き違いに関係していたかもしれませんし、最後の入院エピソードのときにご家族が私たちの話に半信半疑であったのもそうかもしれません。

精神科医は、いつ精神科医になるのか。特にうつ病の場合に際立つのですが、「ああ、もうこれはどんな説得も通らない」という瞬間を一通りの訓練を受けた精神科医は体得するようになります。例えば統合失調症の場合には、例え筋の通らないことをおっしゃっていても、話をすることでその人の周りの人に対する恐怖感とか不信感を和らげることができる場合があって、うつ病の場合よりも説得を諦める線引きはより難しいのが一般的だと思います。特に初めて医療機関に接する統合失調症の人の場合は、その時に時間をかけて話をすることが、その後の医療機関との関係に大きな影響を及ぼすことがありますから、時間を取れる限り取るのは大きな意味があると思います。

それと比べると意外に思われるかもしれませんが、うつ病の場合、ご家族には十分な説明が必要ですが、ご本人にはある程度以上悪くなってしまってから来られた場合には、こちらの言葉はほとんど届きません。ある意味、統合失調症の場合よりも、向こうの心に言葉が通らないという意味ではるかに自閉的であるとさえ言えるかもしれません。内因性という言葉を使うと時代遅れなと怒られそうですが、「内因性の」うつ病の場合、もうこれ以上話をしてもどうしようもなくなるという時点があり、しかも症状そのものは治療可能で、治療すれば良くなるんだという体験を、われわれは精神科医として繰り返し体験します。そうすると、了解はここまでで諦めて、精神科医としての仕事をしよう、つまり抗うつ剤の確実な投与、ないしはそれが届かなければ電気ショックをしようということになります。

いろいろご意見はあるかと思いますし、私の個人的な意見ですが、この一連の流れを体得することは他のお医者さんにない精神科医の一つのイニシエーションだという気がしま

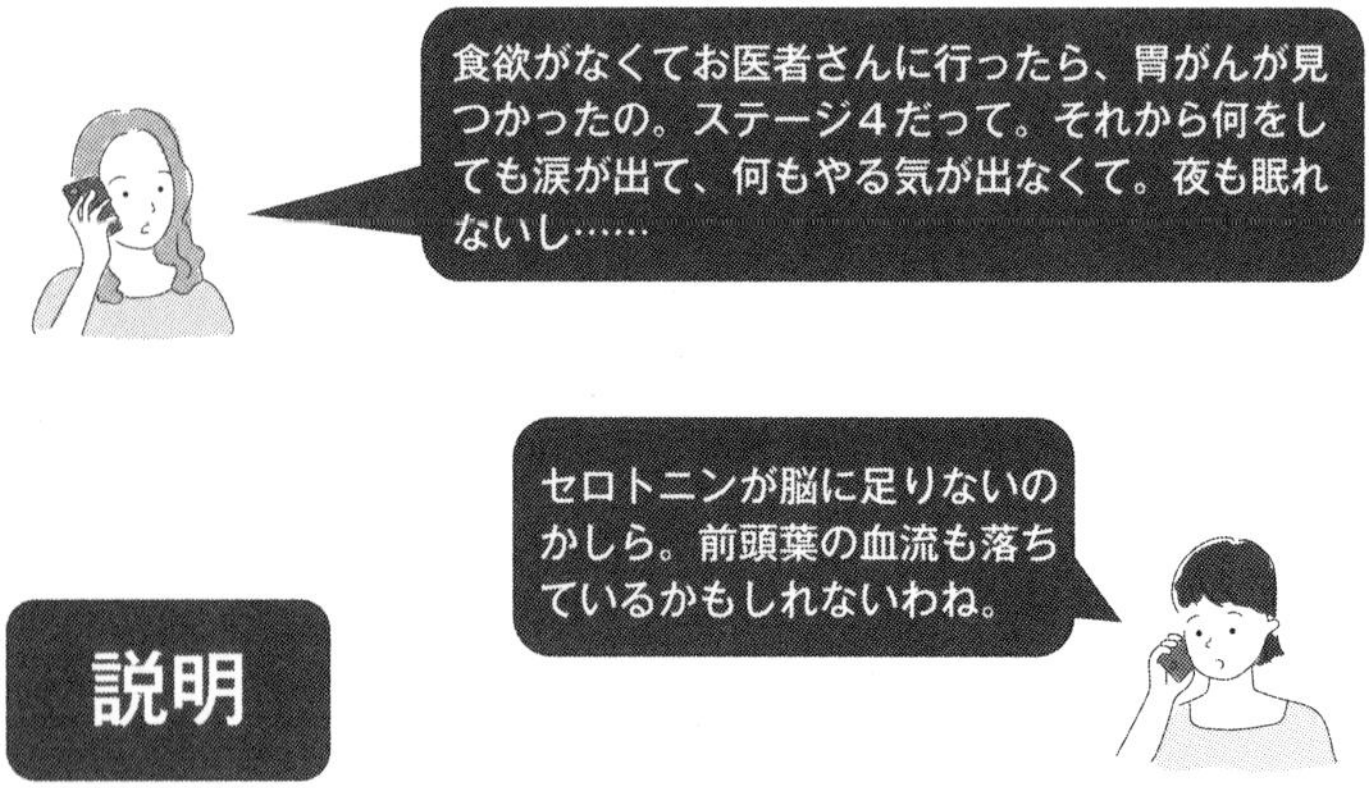
食欲がなくてお医者さんに行ったら、胃がんが見つかったの。ステージ4だって。それから何をしても涙が出て、何もやる気が出なくて。夜も眠れないし……
セロトニンが脳に足りないのかしら。前頭葉の血流も落ちているかもしれないわね。
説明

図10　説明の例

す。

了解と説明

了解と説明について、もう少し考えてみたいと思います。例えば、**図10**のようにある人が「食欲がなくてお医者さんに行ったら、私胃がんが見つかっちゃったの、ステージ4だって。それから何をしてもやる気がなくて夜も眠れないし……」と言って友達に電話をかけたとします。そのときに、友達が「セロトニンが脳に足りないのかしら。前頭葉の血流も落ちているかもしれないわね」と答えたとしたらどうでしょうか。この女の人はがっかりしませんか。これが説明です。これと同じようなことを、例えば先ほどのうつ病の患者さんやご家族に私たちは

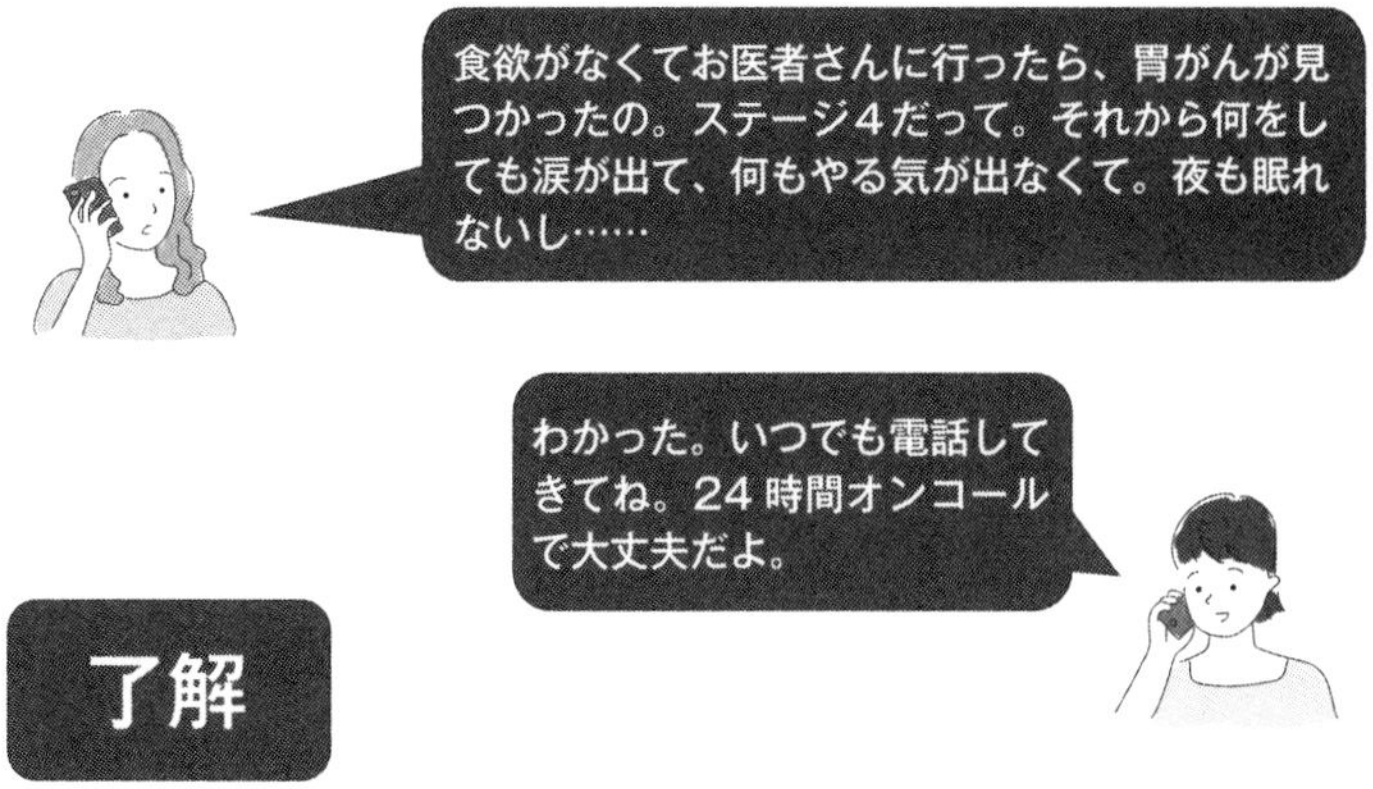
食欲がなくてお医者さんに行ったら、胃がんが見つかったの。ステージ4だって。それから何をしても涙が出て、何もやる気が出なくて。夜も眠れないし……
わかった。いつでも電話してきてね。24時間オンコールで大丈夫だよ。
了解

図11　了解の例

やっているともいえるわけです。ですから、患者さんの家族にはどうしても最初違和感があるわけです。

次の**図11**のように答えれば、友達として違和感はないでしょう。「わかった、いつでも電話してきてね。24時間オンコールで大丈夫だよ」。これが了解で、了解したときの普通のやり取りです。

了解にはヤスパースという人が2種類あると言っています。**図12**は、畏友、内海健先生に講演をしてもらったときのものを、私が手を加えたものですが、2種類の了解を説明したものです。精神病理学の専門の先生にも内海先生にも怒られそうですが、ものすごくそれを単純化して、ヤスパースが発生的了解と静的了解といっ

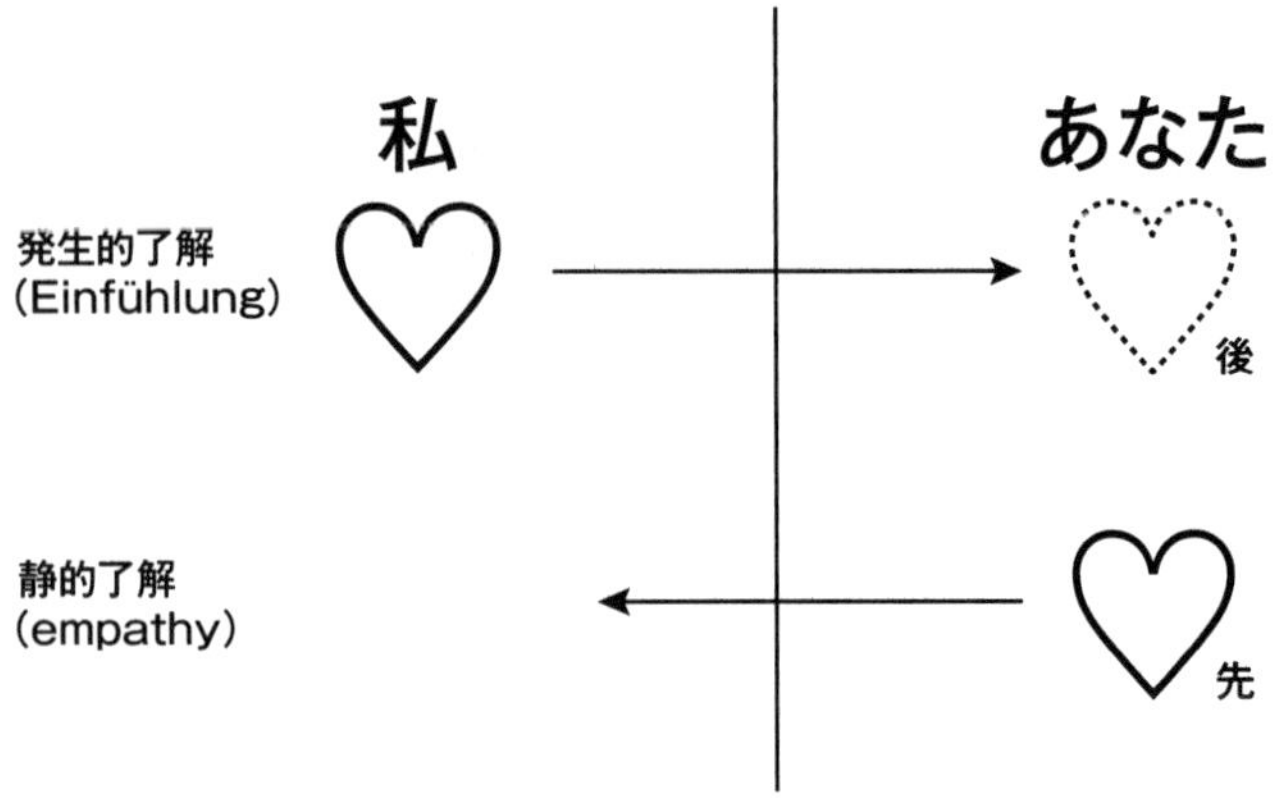

図12　発生的了解と静的了解

ている状態の違いを少し話しておきたいと思います。

発生的了解というのは自分の気持ちをひな形にして、相手の気持ちが、大体どうなっているのかの想像をすること、静的了解というのは、相手の気持ちが自分のほうにやってきて、自分がそれに同調すること。大体そのように考えておきたいと思います。

例えば、こんな話を聞いたとします（図13）。「出張が急に取りやめになって、うちに帰ったら、家内が上司とベッドの中にいたんだ。出張も仕組まれたものだったと思う。ゴルフクラブで上司を殴っちまった」。あなたが、「そりゃあ、そんな気にもなるよね……（俺だったら慰謝料をもらってさっさと別れてしまうだろうけ

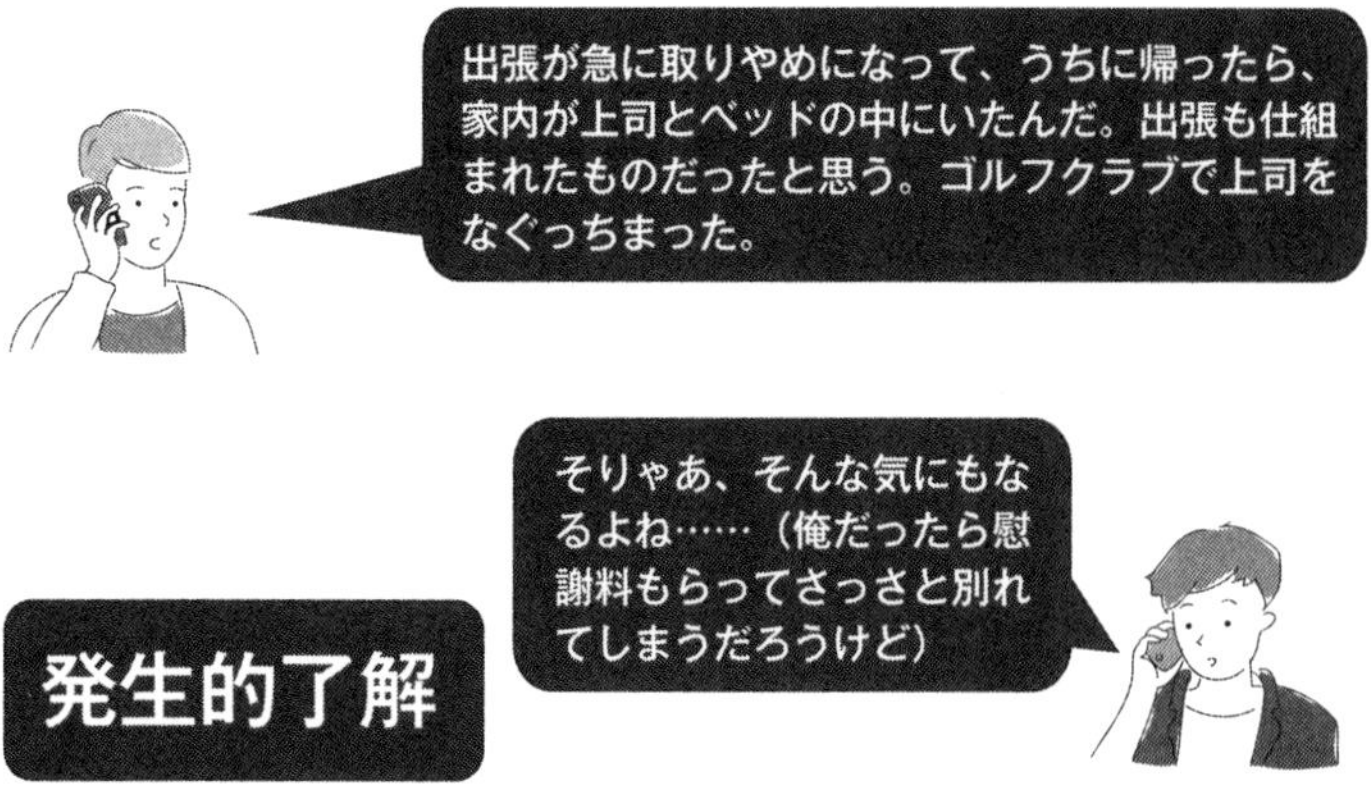
出張が急に取りやめになって、うちに帰ったら、家内が上司とベッドの中にいたんだ。出張も仕組まれたものだったと思う。ゴルフクラブで上司をなぐっちまった。
そりゃあ、そんな気にもなるよね……（俺だったら慰謝料もらってさっさと別れてしまうだろうけど）
発生的了解

図13　発生的了解

ど）」と思ったとします。これが発生的了解です。つまり、この状況のときに殴ってしまう人がいるというのは自分の気持ちの中で十分想像できてわかるわけです。わかるけど自分が同じ気持ちになるかどうかは、また別のことです。相手の気持ちに同調しているわけでは必ずしもないわけです。相手の気持ちがこのようにわかること、この場面でこの行動をする動機と言ってもいいでしょうか、「それはわかるよ」ということです。例えば、「奥さんが一番近くのコンビニじゃなくて、少し遠くのコンビニによく行くのは、コンビニの店員とできている、現にこないだ一緒にそのコンビニに行ったときに、二人は親しそうに目配せをしていた」というと、そんなばかなと大抵の人は思うのではな

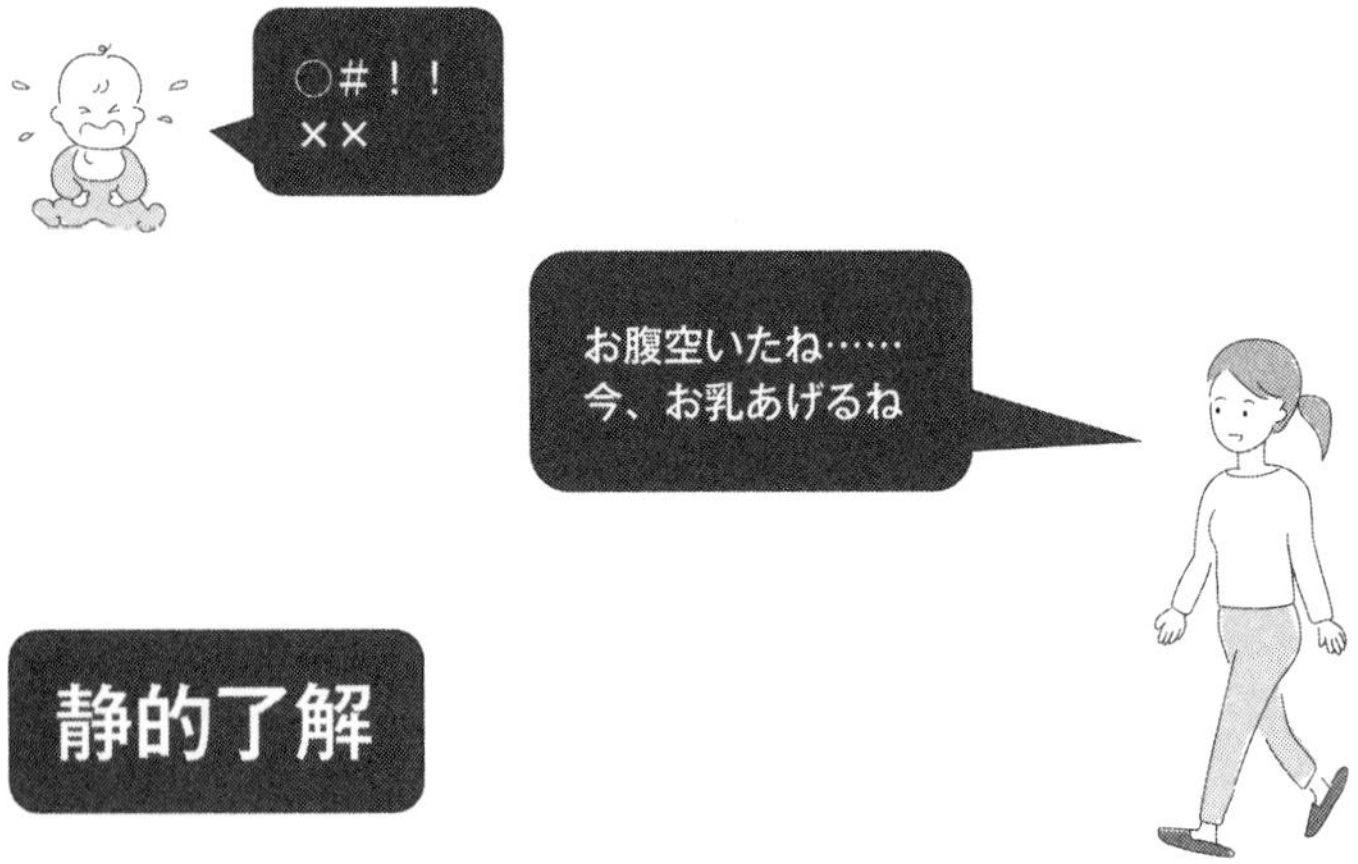

図14　静的了解

いでしょうか。大抵の人がそれはないよねと思うような行動に関しては、発生的了解ができないということになります。ロールシャッハ・テストの原理はインクの染みでできた図版を被検者に見てもらって、どんな形に見えるかを言ってもらい、テスターが「ああ、そんなふうにも見えるね」と感情移入できるかどうかを判定するのが原理ですから、発生的了解と似た仕組みを使っているということになるでしょう。

一方、例えば赤ちゃんが何かで泣いているとします。そこで、お母さんが、「お腹空いたね……今、お乳あげるね」と言う場合を想像してみましょう（**図14**）。赤ちゃんが何を考えているかはわからないですよね。赤ちゃんというのは、そもそもわれわれと同じように考えているかどうかすらもわからない。けれども、お母さんと赤ちゃんの気持ちが何らかの仕方で同調していることは間違いありません。赤ちゃんの嬉しい気持ちや、おなかが減ったつらさにお母さんは感応して嬉しくなったり、つらくなったりする。これを静的了解の原型ということにしておきましょう。

例えば、うつ病の例を挙げると、「お金がなくなって貧乏になってつらい」とか「職責が十分に果たせなくてつらい」とか一見発生的了解はできるように見えますが、いくら同調してつらさに共感してみてもまったく伝わらず、静的共感は通りません。もちろん、もっとよく考えるとお金はいろいろ使ったかもしれないけれど、まだ十分に預金もあるから、眠りもできず、ご飯も喉を通らないほど困っているわけでは決してないといくら家族が説得してもまったく聞く耳をもたないことから発生的了解も実際にはできないわけですが。これに対して、例えば統合失調症で、周りの世界が急に変わってしまって今にも何か大変なことが起こりそうだと怯えている人に対して、少なくとも彼ないしは彼女の大変さに共感し、寄り添おうとする姿勢は相手に通じる場合があります。いずれにしても、われわれの職業というのは、発生的了解であれ、静的了解であれ、了解が通るのか通らないのかが絶えず問われている職業ではないかと思うのです。先ほどの事例4の部長さんの例では、つまりは、われわれは、了解を断念して、説明に姿勢をシフトしたということになるのではないかと思います。

2：対人距離

もう一つ、了解と並んで、精神科医らしいスキルがあります。いつもポリクリのときに学生さんに話しているのですが、対人距離です。対人距離というのは一体どんなものなのか。具体的に話していきます。

私はカフェ好きで、論文や本の原稿を書くときによくカフェに行きます。それぞれのカフェの店員さんにはそのカフェに特有の距離感があります。ミスド（ミスタードーナツ）とスタバ（スターバックス）をとりあえず例として挙げてみたいと思います。ミスドの店員さんは、絶対に余分なことは言いません。ニコニコはしてくれますが、絶対余分なことは言わない。商品を売って商品を買ってという関係がそこにはあるだけです。「飲み物はどうされますか」くらいは聞いてくれますが、これは当然、ドーナツを食べるのであればそれにつきものの飲み物のことを聞いているのですから、商品の売り買いという行為に過不足なく含まれています。ところが、スタバではよほど忙しそうなときでない限り（何ならすごく忙しいときでも）商品の売り買いと関係のない余分な一言が付け加えられるのが通例です。スタバはミスドよりも商品単価は基本的に高い。この単価の高い上乗せ分は一体何かということです。私は自慢ではありませんが全国のあらゆる都市のスタバに行きましたが、少なくとも日本のスタバでは大体の場合、余分な一言が相当の確率で言ってもらえます（余談ですが本場シアトルのスタバでは余分な一言は言ってもらえませんでした。英語で話しかけないでという私自身のオーラのせいかもしれませんが）。さらに、何回か同じスタバに行くと、「今日は暑いですね」とか「カモミール・ティーは気持ちが落ち着きますよね」とか以外に「今日もザッハトルテですか。ザッハトルテは美味しいですね」とか、お得意様感を演出してくれます。つまり、パーソナルなところに少しだけ近づくのです。スタバの人は、「私はあなたのこと知ってますよ」という合図をその言葉で送ってくれているわけです。これが値段の上乗せ分のスタバのサービスになるのではないかと私は思っています。

店員さんの距離感と少し違うのですが、例えばコメダ（珈琲店）ではコメダ的な人間関係があります。特にコメダで人と少し込み入った話をしていると、隣の人が耳をそばだてて聞いていて、ここではちょっとパーソナルな話はできないなと思ったことがあります。

さらに、私は昔からあるコメダのことを古《ふる》コメダと呼んでいるのですが、古コメダでは多くの場合、お客さんの多くが近所の知り合いです。昔のアメリカ映画で、田舎のパブみたいなところに入ると、「お前は誰だよ」ってよそ者感たっぷりでみんなが振り向く場面が出てくるのを見られたことはないでしょうか。みんなが近隣から来ていて知った人同士だからではないかと思うのですが、同じように、古コメダに入るとみんなが「あなたは誰?」と振り向く感じがあるのです。もっというと、コメダはすでに巨大チェーン店になって外国にまで支店がありますから、ちょっと都会化されてしまったところもあるわけですが、名古屋で喫茶店をやっている方がもうすぐ80歳になるからやめたいけどなかなかやめられない、ここにしか行くところがない人が毎日来るからとおっしゃっていたことがありました。もうこうなると一種のデイケアのようなもので、喫茶店の店主との距離感は親戚に近いのではないかとすら思われます。

対人距離、プライバシーの共有というのを図15に試しに整理してみましたが、ミスドとコンビニはたぶん同じぐらいです。スタバは少し近い。美容院などではもっといろんな個人的な話をするでしょうからそれよりはさらに近い。お見合いや、キャバクラとかはそれよりもたぶんさらに近いでしょう。家族が一番近く、同僚・同級生などとそれに続くので

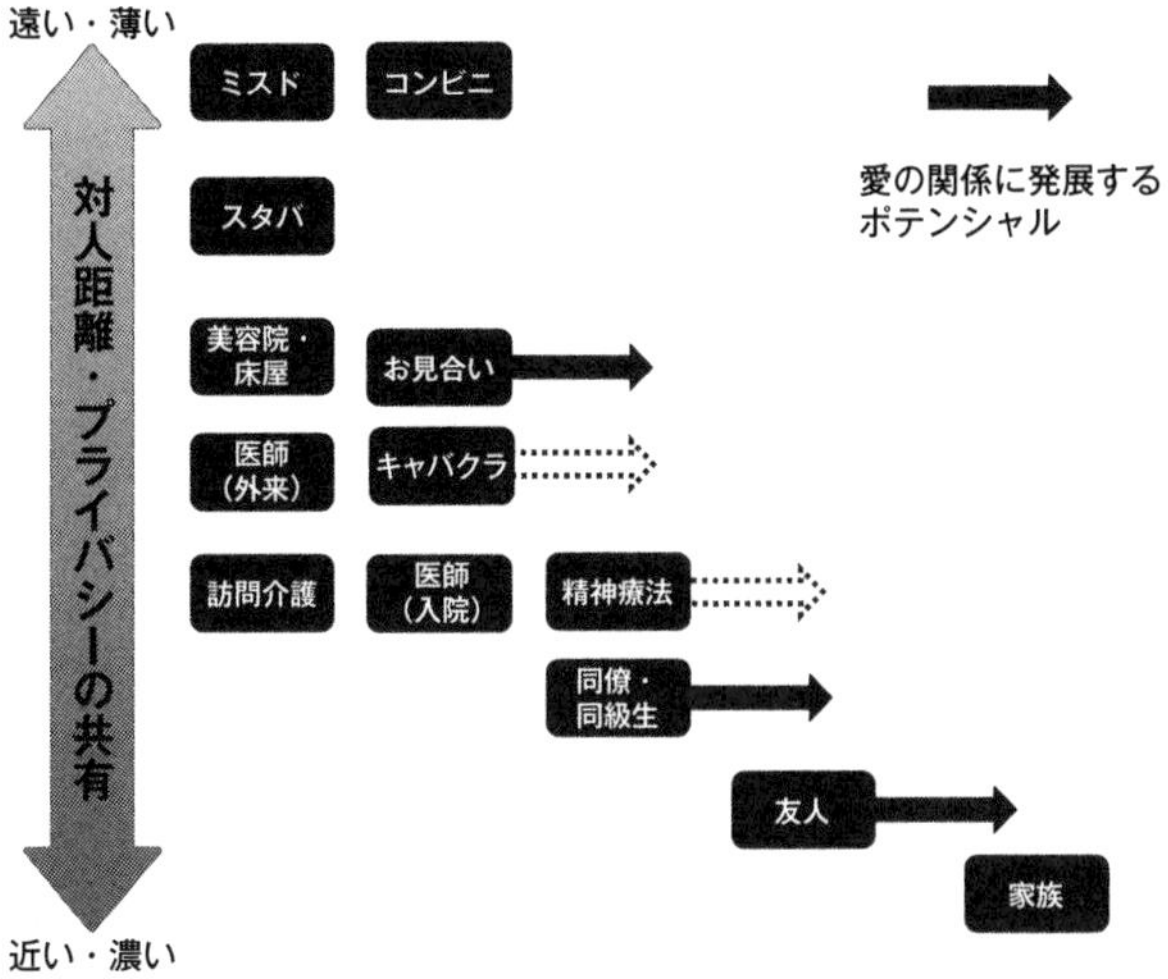

図15　様々な対人距離のヒエラルキー

はないでしょうか。この近しさランキングはもちろん私のただの印象ですから、順番が実際どうなのかはみなさんにお任せしますが、この中で、例えばお見合いでは対人距離はずいぶん遠いわけですが、愛に発展するポテンシャルが公式に認められています。同僚や友人はそれよりは距離も近いわけですが、愛に発展するのは公式に前提されているわけではなく成り行きというところでしょうか。しかし、スタバとかコンビニは、基本的には愛に発展するポテンシャルは相当に小さいことは間違いないでしょう。それでは精神療法はどうでしょうか。あるいは精神科外来での関係は？　それぞれ愛の関係に発展するポテンシャルがあるかないかをもう少し考えてみたいと思います。

例えば、臨床心理士さんがやる本格的な内省型の精神療法（あるいは精神分析的精神療法といっても良いかもしれませんが）は、愛の関係に発展するポテンシャルは基本的には禁止されていますが、クライエントの側は、愛の関係がそこにあるのではないかというある種の錯覚というか無意識の期待があり、そういうことを原動力として通院が続いている場合があります。キャバクラの場合も、大抵の場合は愛の関係には発展しないということが確率的には予測できるわけですが、男性がキャバクラに行くのは、自分だけはもしかしたら例外で愛の関係に発展するのではないかというあらぬ期待を一つの原動力としていることはしばしばあると思われます。精神療法の場合には、この錯覚は厄介ごとの種としていかにそれを無害化するかに腐心することになりますが、キャバクラの場合は、この錯覚をどれくらい長く消えないように保つことができるかが商売の秘訣という違いはあるのだと思います。

さて、了解と愛へのポテンシャルをめぐってうまくいかなかった事例を2つ挙げて、このことをさらに考えてみたいと思います。いくつかの事例を合わせた架空のモデル事例ですが、問題系としては同じようなことが起こっていたと考えていただいて良いかと思いますが。

Ⅳ　うまくいかなかった2事例

1：うまくいかなかった事例①

〈事例5〉Aさん

Aさんの事例は、てんかんと自閉スペクトラム症候群（ASD）の傾向を持った方としておきましょう。長く担当されていた小児科の先生が退職のために、他に行くところがなくなり、うちに来られたというあるあるの設定にしておきます。

Aさんの話は説明してもらわないとわからない前提がいっぱいあり、しかも会話相手も当然それを知ってるはずだというのが二重の前提になっていて、まったく説明もなく会話にそれが組み込まれてしまうので、初めて聞くと非常にわかりづらいことがしばしばありました。しかもよくわからないために聞き返すと、ものすごく不機嫌になられて、舌打ちをしながら「だから勉強ばっかりやってるやつはダメなんだよ」とその都度ダメ出しをされてしまいます。

ある面談のときに、バイトでの度重なるトラブルの原因として、「君の話し方や顔が威嚇的なので、他の人はそれに対して反応して怖がってるのではないですか」と指摘したことがありましたが、それに対して彼は驚いたように「威嚇的？　そんなことは思ったことがなかった。どこが？」と反問し、自分の表情に本当に気づいていないようでした。彼は、常にお約束のようにふてぶてしく、威嚇的に見える顔つきで会話をし、さらにそれに加えて、要所要所で、「これまでの話を要約してごらん」「あんたはどう思うの？」「ちゃんと聞いたら答えられるはずでしょ」と質問をされて、私がどうやって要約しようかとしどろもどろになっていると、また、舌打ちをされてしまいます。そのため、彼との面談は終始気が抜けず、いつも大変疲弊するものでした。

しかし、長く話をしていてわかったのは、この彼の顔つきは、実際に対面相手を威嚇したり、攻撃したりすることが、意識的であれ無意識的であれ意図されての顔つきではないということでした。とてもわかりにくかったのですが、よく聞いていると、私のことを彼なりに褒めてくれている発言もあり、しかし、その場合にも、顔だけは人を小ばかにしてせせら笑っているような表情はそのままで、情動と表情が連動していないため、クリシェとして、あるいはマスクとしていつもの同じ紋切り型の表情が選択されているのではないかという印象を次第に持つようになりました。あるいは、他のＡＳＤ傾向が強い人の場合には、もっと社会的な有用性の高い表情として笑顔などがマスクとして選択されているのが、彼の場合はより素に近い加工されていない表情であったのではないかという印象も持ちました。

あるとき、話が1時間半に及びそうになり、次の面談者が待っていたため、そのことを言って面談を打ち切ろうとしたときに、「そんなことはない。まだ10分くらいしか話をしていない」と反論されて驚いたことがあります。「あなたは16時30分から話し始め、今は18時ですから」と時計を指して言うと、彼は本当に「ええっ」と声を出して驚き、しかしそれに続けて「僕は2時間でも3時間でも喋れますよ」と自慢げに言われて驚いたこともあります。

この方は焦点性てんかんで、当科に受診するまでにすでに3種類以上の薬剤が十分量出ていて薬剤で発作を完全に止められる可能性は低い状態でした。しかも生活の様々な場で怒り出してトラブルがあるため、ご家族とご本人に、発作の抑制ではなく、精神症状の抑制を優先してはどうかと初診の時点でお話しし、納得してもらいました（もらったつもりでした）。攻撃性を助長する抗てんかん薬は減量中止し、攻撃性を和らげる薬剤に変えることを試みていきました。しかし、とても長い時間を要したその後の彼との面談では、だんだんと彼の話を理解することに長い時間が費やされるようになり、てんかんのことは話の主題ではなくなっていきました。付き添いのお父さんやお姉さんが話に割って入ろうとすると、「わかってる！　来るなっていっただろ！」と家族を診察室に入って来ないようにされるものですから、発作は覚醒時には起きていないこと、しかし少し漏れ聞いたご家族のお話では、夜間はかなり激しい自動症があって、家具を壊してしまうこともあることなどいくつかの情報はかろうじて得たものの、精神症状を優先する、発作を完全にコントロールすることは難しいという初診での話し合いもあったので、その方針のままいつの間にか数年が経ってしまいました。

ところが、あるときに、一人暮らしの話が出て、もし本当に一人でアパートを借りるとこのままでは大家さんとトラブルになるのではないかといったことを考え、精神症状の悪化を懸念して中止していた薬剤を若干復活しました。そうしたところ、発作の数は減らなかったものの、勢いはかなり減ったのです。その変化を経験した結果、彼は激高して予約外の時間に来院することになりました。「今日はこれから何時間でも納得ができるまで話をさせてもらいますよ。テレビや壁が壊れたのは全部あなたのせいです」と言い募ります。「午後からだったらお時間を取りますからそれまで待ってもらえますか」と言うと、「いや今すぐでないとだめだ」と言われるので、再来の人がたくさんいて今は無理ですと答えると、「それでは、元の先生のところに帰りますから紹介状を書いてください」と言われ、彼との付き合いはそれっきりになってしまいました。

カフェラテとは何か

さてどうしてこんな結果になったのか。どうすべきだったのかを考えてみたいと思います。少し脇道にそれますが、ASD傾向の強い人との対話について考えてみたいと思います。どうすべきだったかの議論に必要なので、どうかご容赦ください。

例えば、目の前にカフェラテが1つあったとしましょう。これは、私の向かいにいるスタバの店員さんにとってもやはりカフェラテです。私は実は、カフェラテとカフェオレとカプチーノの違いがよくわからないような人です。しかし、しかしスタバの店員さんは当然、自分で作ってらっしゃいますから、カフェラテが何かをよくご存じでしょう。スタバの店員さんと私ではカフェラテとは何かについての認識は大きく違っています。そもそも私はカフェラテとは何かわからないままにカフェラテの注文をしています。しかし、この大きなあるいは根本的なカフェラテとは何かの認識のずれにもかかわらず、スタバの店員さんと私にとっては、それは実際上はほとんど問題にはなりません。私はカフェラテのような飲み物をもらえればそれで満足ですし、スタバの店員さんは、「カプチーノ、いや、カフェラテか、まあ、カフェラテください」といった私の注文の仕方を聞いて「この人わかってないわ」とうすうす思ってもそこはスルーして「寒い日はカフェラテいいですね」とにこやかに言ってくれるわけです。

カフェラテについてスタバの店員さんの認知の具合と私の認知の具合を比べてみてください。当然、皆さんは、スタバの店員さんのピンポイント的な指差しのほうを優れていると思われるでしょう。そもそも私はカフェラテとカプチーノとカフェオレの違いもわからないようなスタバの客としては素人のような人です。しかし、例えばＡＩにとっては、スタバの店員さんのピンポイント的な指差しよりも、「大体カフェラテみたいなもの」という私の捉え方のほうがはるかに難易度の高いパフォーマンスなのです。「これは大体カフェラテみたいなものだね」と私たちが指差すことができるようになるのは、お母さん（あるいはお母さんの役割を果たすような人）と一緒に、生後1歳前後に、「あれはカフェラテだね、そうだね」と、倦むことなくずっと一緒に目の前の物を指差し続けてきた共同指差しを経る必要があるからです（図16）。この共同指差しとそれに続く最初の言葉が生まれるまでには、この年齢の脳の発達の驚異的な速さを考えると、あたかも発達がいっ

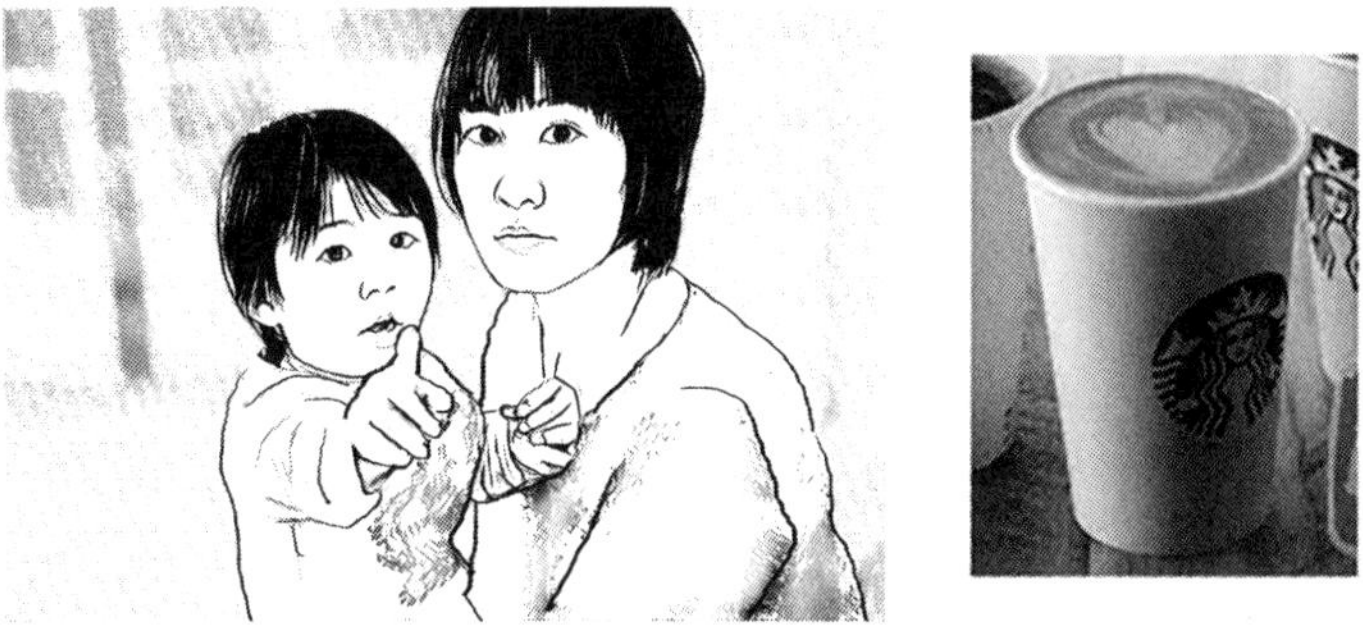

図16　共同指差し

たん止まったかのように見えるくらいの驚くほどの長さの熟成期間を必要とすることを、私はやまだようこ先生の本でずっと以前に教えていただきました。こうして獲得される人間に特有の認知の仕方をプロトタイプ的認知と言っておきたいと思います。

　プロトタイプ的認知とはどのような認知なのかをもう少し説明しておきましょう。例えば、何回かいろいろな犬を見て、トイ・プードルとか紀州犬とか、ボルゾイとか、ともかく具体的な犬を体験して、あるときに私たちはお母さんの役割を果たす人を振り向いてその対象を指さしてその人と一緒に、「あれって犬だよね！」と興奮して指差しをするのです。ベルクソンというフランスの哲学者は、この犬の鋳型のような何かができるのを凡庸化あるいは動的図式と表現したりしていますが、これに関しては、むしろその後のドゥルーズという哲学者の内在平面という言い方のほうが、この認知の仕方の驚くべき性質をより的確に表現しているようにも思えます。この認知の仕方では、一つの基本的な鋳型が作られ、それが認知の基本になるのですが、この鋳型が犬の鋳型であれば、犬のようなものを見るたびに絶えず更新され、しかもそれはそれまで見てきたいく匹もの犬のメジアンでもあり、さらにいえば、必要があればこのメジアンを構成するもとの犬をある程度は元に戻して検討することができるような優れものでもあります。私たちの「犬って大体こんなもの」というプロトタイプは、一度プロトタイプとして成立すると、少し変な犬が来ても、例えば交通事故で足が一本なくなった犬が来ても、メジアンからのずれが許容範囲だと判断されれば問題なく犬だと判断される柔軟性があるのです。

カフェラテ体験に戻りましょう。例えば、私の鋳型は、カフェラテとカフェオレとカプチーノが今一つ区別されていないようなちょっと質の悪い鋳型であって（図17a）、スタバの店員さんの鋳型はカフェラテをピンポイントで指差しできるような解析度の良い鋳型であったとします（図17b）。しかし私が「カフェラテください、あっカフェオレでいいです」と解析度の低い鋳型を使って注文しても、ピンポイント的な知識を持つスタバの店員さんは問題なくそれをスルーしてくれます。それはスタバの店員さんも、カフェラテを

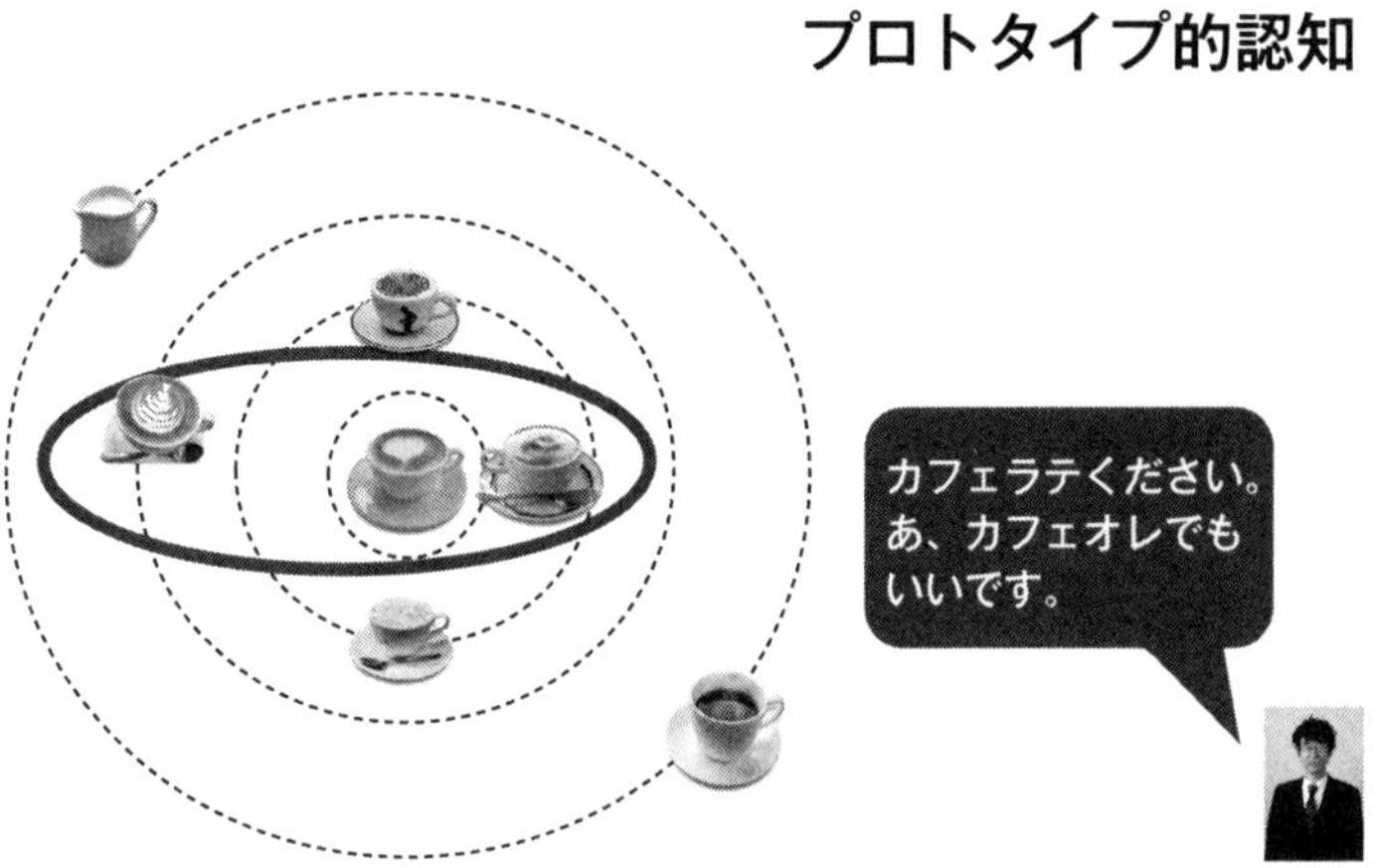

図17a　照準の甘いカフェラテ認知の鋳型。カフェラテのメジアンは照準がそれほど合っていない

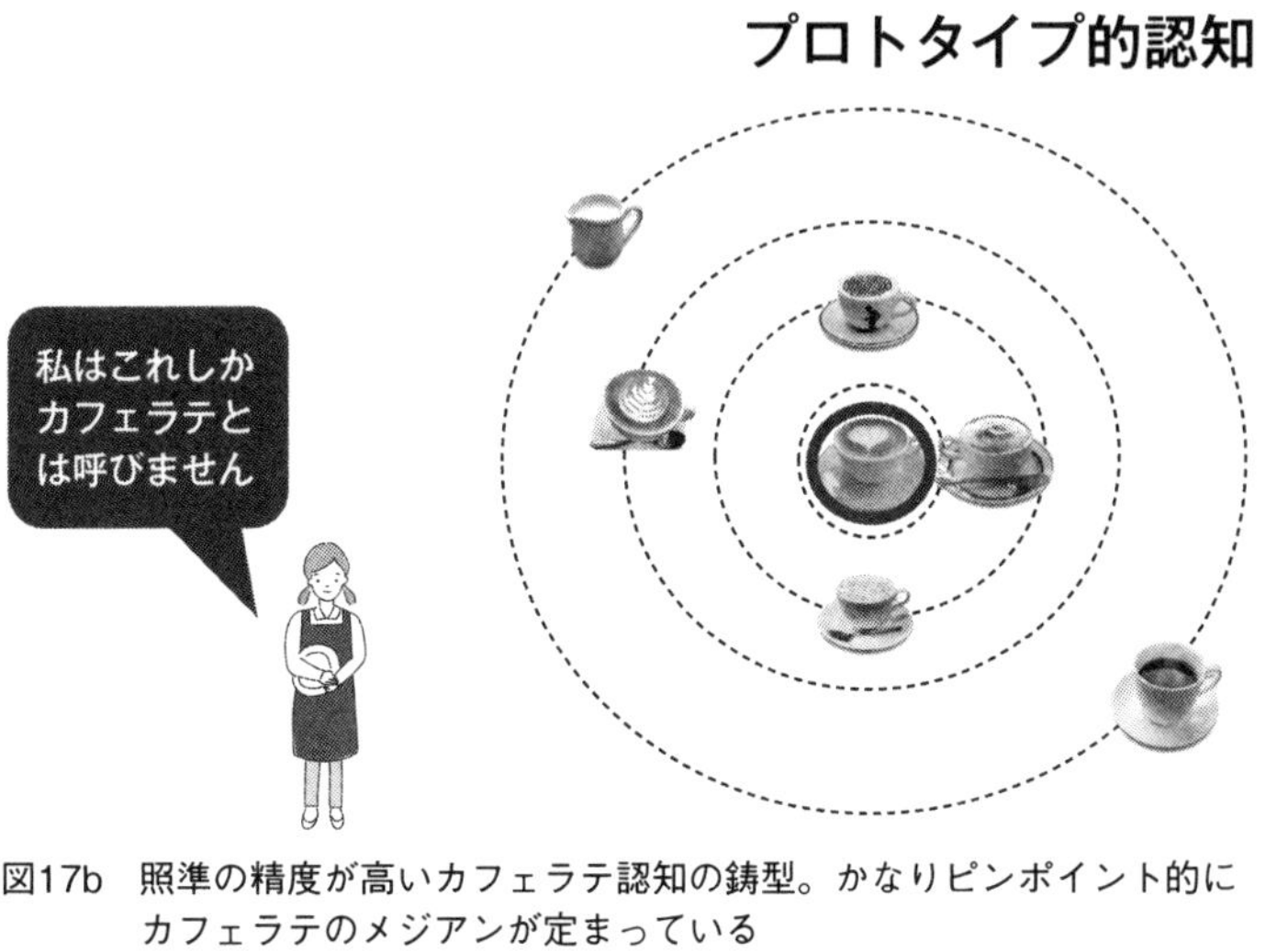

図17b　照準の精度が高いカフェラテ認知の鋳型。かなりピンポイント的にカフェラテのメジアンが定まっている

一方ではその厳密な定義に従って、専門家として知ってはいるものの、他方では私たちと同じようなプロトタイプ的な仕方でもカフェラテを把握していて、カプチーノはカフェラテみたいなものという認識を許容してくれているからです。私がカフェラテとカフェオレがよくわからなくても、そんなにスタバの店員さんは困りません。こうやってスタバの店員さんとわれわれは、「あれカフェラテじゃないですか」「カフェラテはやっぱりこれですよね」「これがカフェラテでいいんですよ」と言葉に出すかどうかは別にして、やり取りをしながら、つまりカフェラテを挟んで対話をしながら、お母さん的な人と言葉を話し始めた子どもがそうであるように一つのカフェラテ体験へと収束していくことができるわけです（**図18**）。

辞書的定義によるカフェラテが例外に出会うと世界が壊れる

しかし、カフェラテが何かをわかるにはもう一つ別の方法があります。辞書的な定義というやつです。**図19**には、カフェラテの辞書的定義を図示してあります。この図を見ながら一連の**図20**を見てください。たくさんの似た飲み物、「カフェラテのようなもの」が提示してあります。**図19**の辞書的定義を参考にしていろいろな「カフェラテのようなもの」

共同指差しによって確立された、私にとってのカフェラテ体験と、スタバの店員さんにとってのカフェラテ体験は、当然ずれている。しかし、共同指差しでそれと名指しされたことによって、カフェラテを挟んで私たちは、Spencer-Brownの理解することの定義、つまり「言われ、為されることは、常に別の仕方で言われ、為されうる。にもかかわらず、これらすべての仕方は、依然として同じものに留まる」を実行することができる。

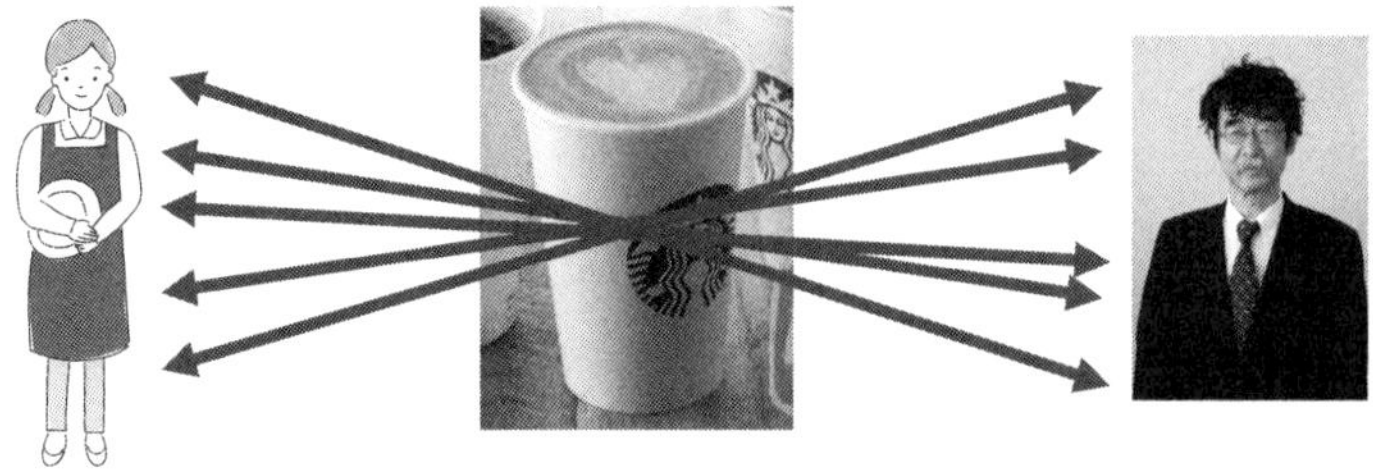

図18　スタバの店員さんと私とのカフェラテを挟んでの試行錯誤的照準合わせ＝対話

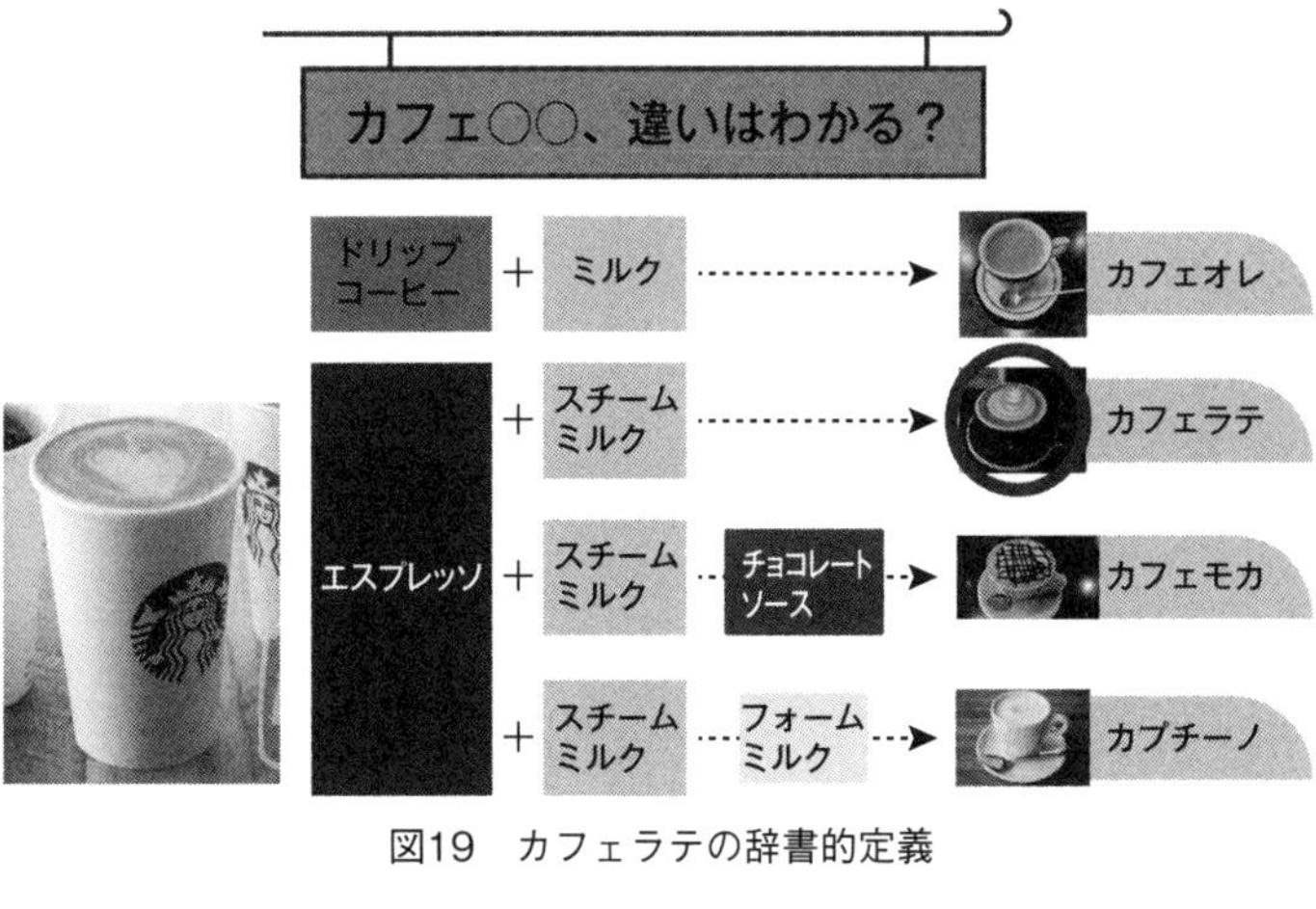

図19　カフェラテの辞書的定義

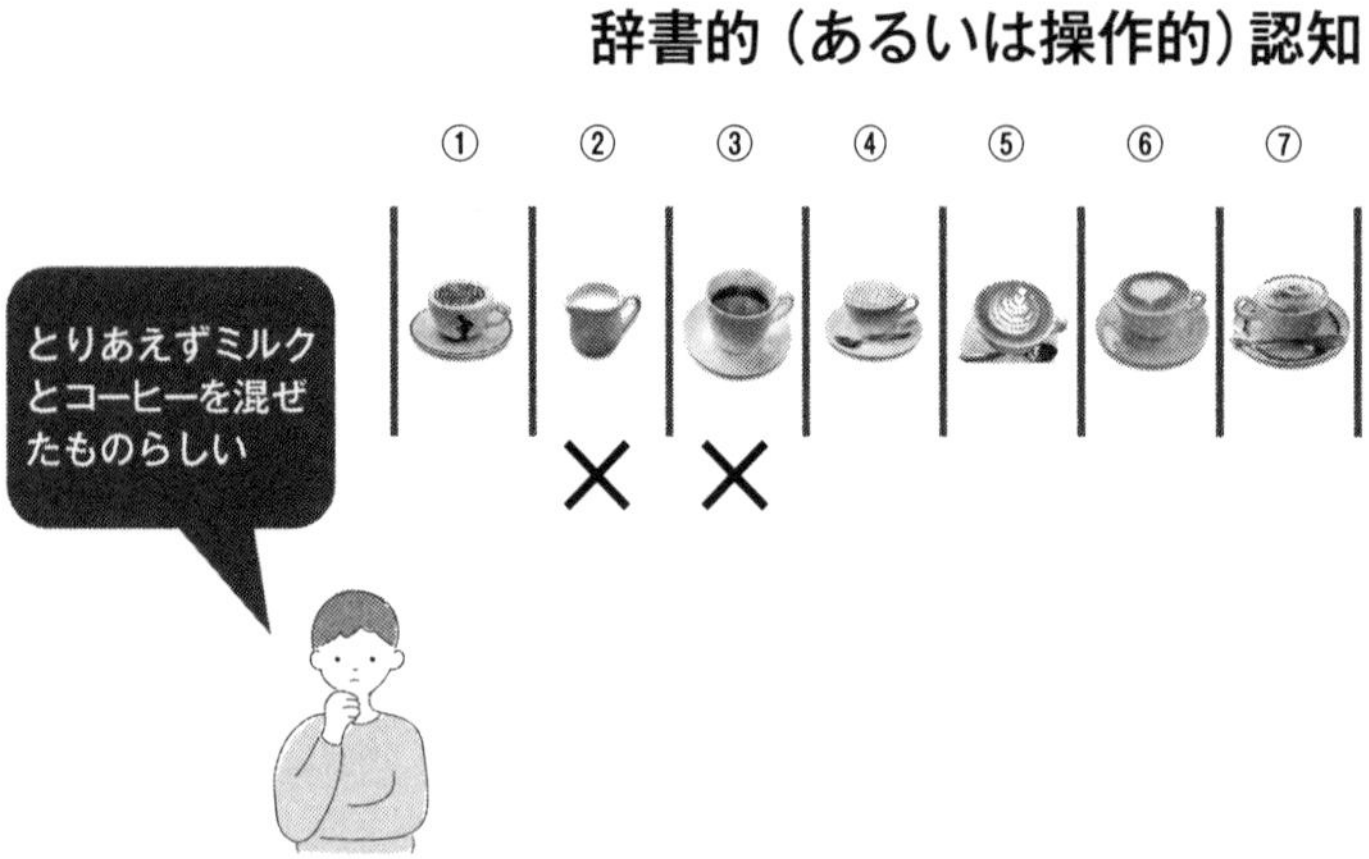

図20ａ　カフェラテの鑑別診断①

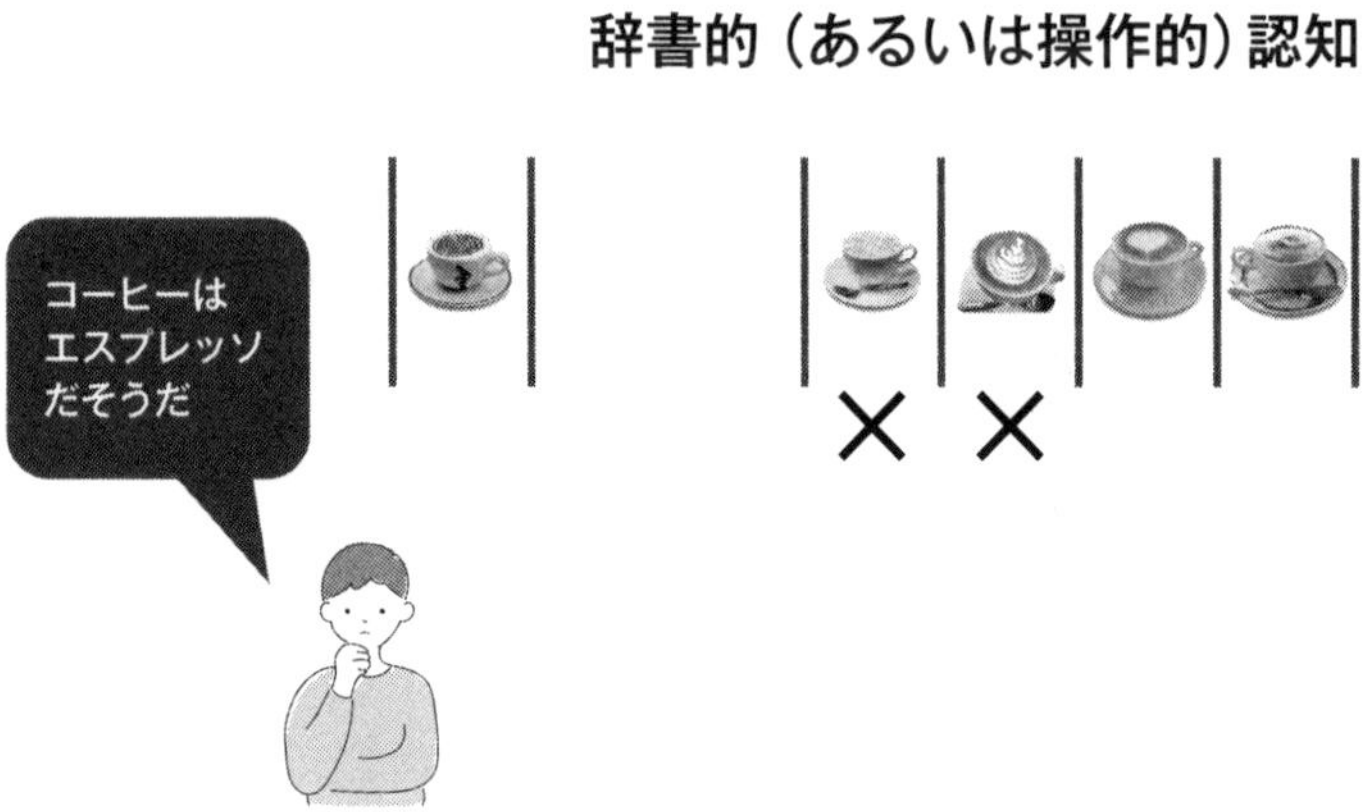

図20ｂ　カフェラテの鑑別診断②

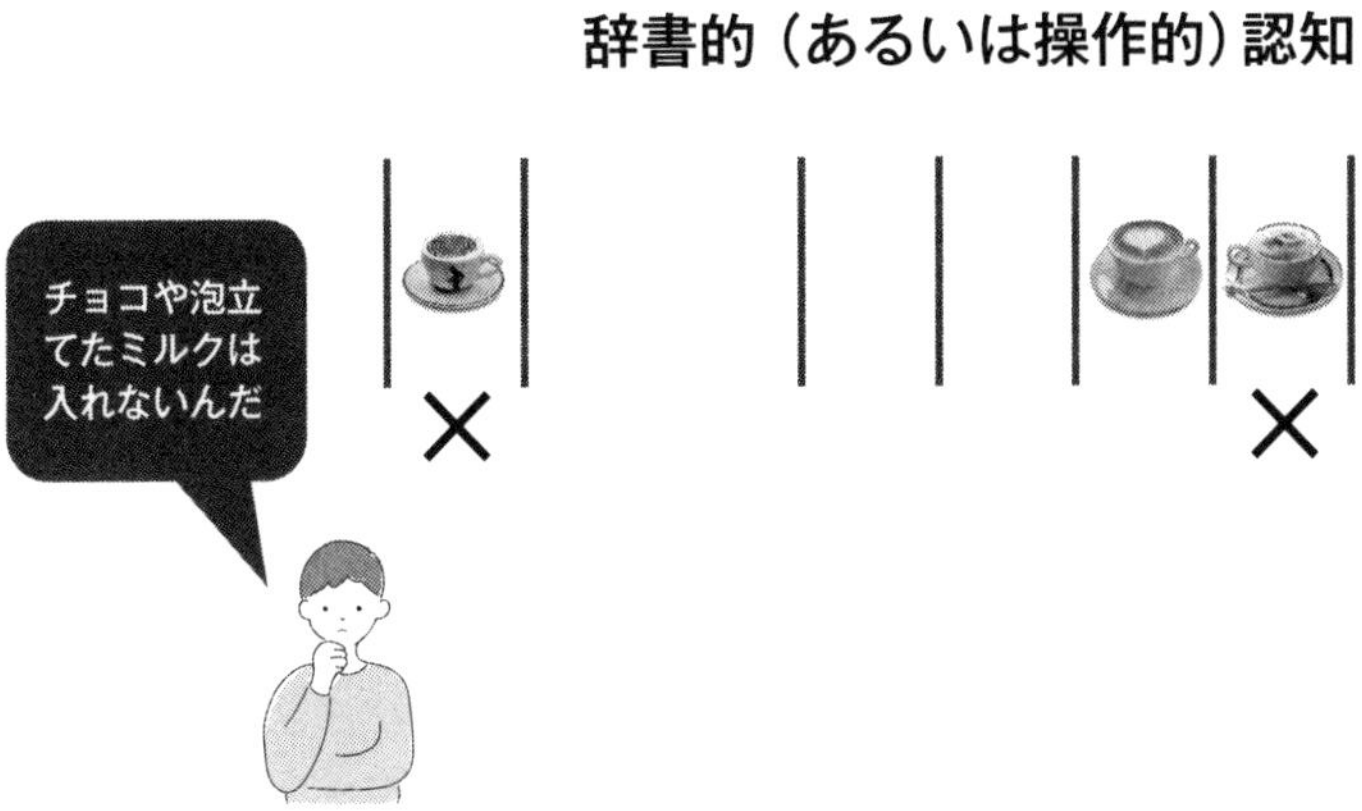

図20ｃ　カフェラテの鑑別診断③

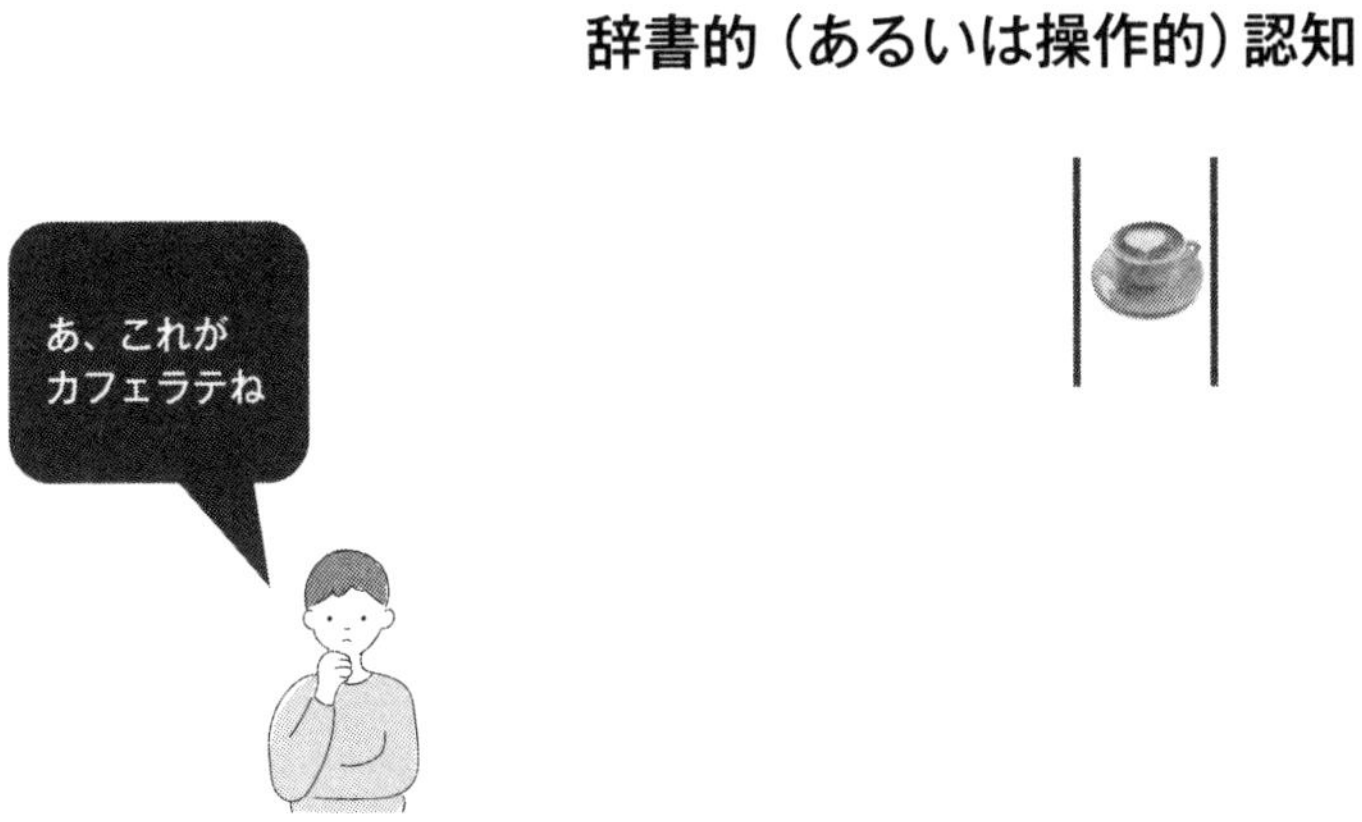

図20ｄ　カフェラテの鑑別診断④

を鑑別診断してみましょう。とりあえずカフェラテは、コーヒーとミルクを混ぜたものだそうです（図20a）→　コーヒーはエスプレッソなんですね（図20b）→　チョコや泡立てたミルクは入れないとなっています（図20c）→　こうして除外していくとカフェラテだけが残りました！（図20d）　エウレカです。鑑別診断に成功しました。これがカフェラテです。これでもう私も胸を張って、スタバの店員さんに気後れしないで話しかけられるはずです。

ところが、実人生はそううまくはいきません。有名バリスタの岡田章宏さんという人をネットで見つけたのですが、岡田さんはこういうことを言っているのです。「泡立てミルクをたくさん泡立てて使うのがカプチーノ、あまり泡立てずに使うのはカフェラテだよ」。つまり、教科書で習った定義と違うのです。この定義はそれ自体でも難しさを含んでいます。たくさんっていうのはどこまでで、多いというのはどこからかがわからないからです。どのぐらい泡立てたら少ないのか、20%か、30%かわからなくなるわけです。定義における例外の出現は、大げさにいうと世界の崩壊の最初の一撃になります（図21）。どれがカフェラテで、どれがカプチーノだろうとどうでもいいといえばどうでもいいのですから、そんな大げさなと思われるでしょう。しかし、せっかく辞書的な定義によって、カ

辞書的（あるいは操作的）認知

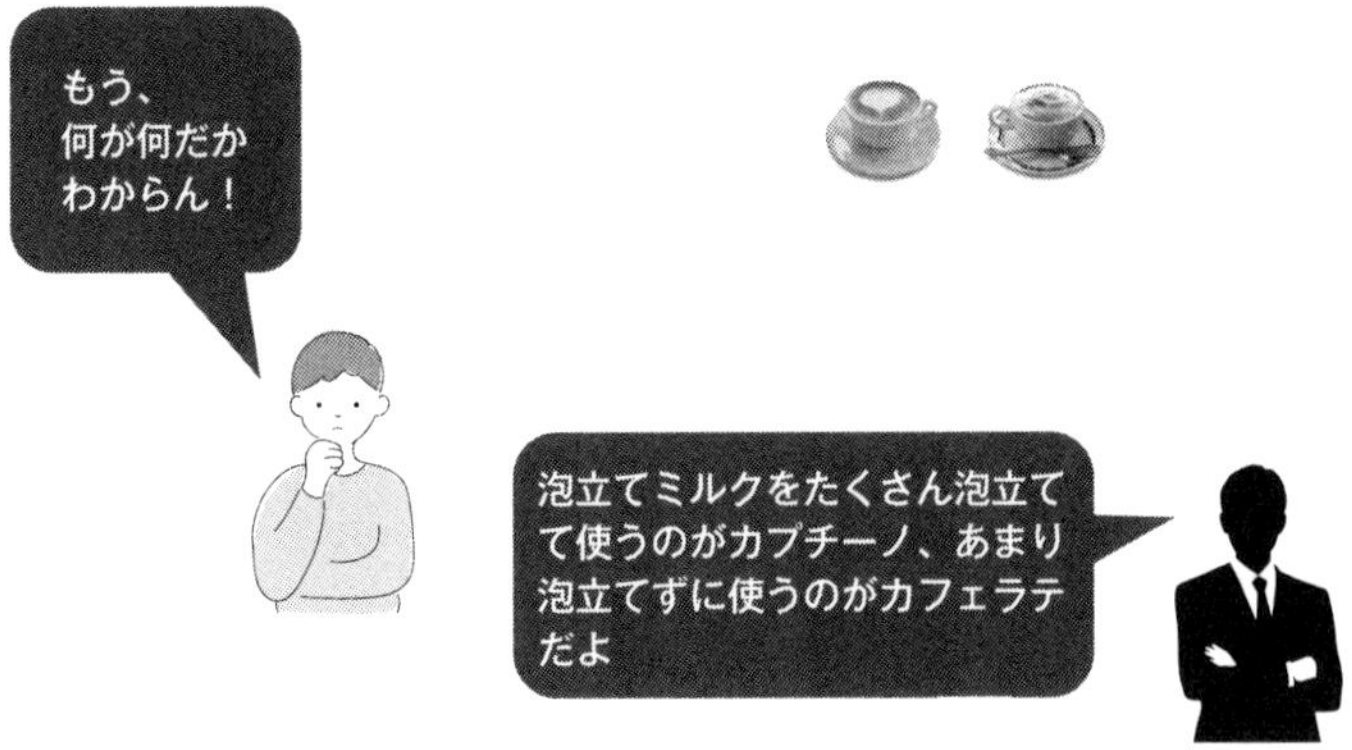
もう、
何が何だか
わからん！
泡立てミルクをたくさん泡立てて使うのがカプチーノ、あまり泡立てずに使うのがカフェラテだよ

図21　有名バリスタの一言

フェラテのようなものをきちんと分類できたのに、その定義が本当かどうかわからなくなったら、もうどれだっていいやと少なくともスタバのメニューに関しては投げやりになってしまわないでしょうか。スタバは場合によっては行くのをやめればいいのですが、これが例えば家族の定義であったらどうでしょうか。家族の一員であることは人間のアイデンティティを支えている場合もあるでしょう。以前、「弟に勉強を教えていることが私が家族の一員だということだ」と考えているASDの傾斜の大きな方がいらっしゃいました。弟が大学生になってもう兄ちゃんに勉強を教えてもらわなくていいということになったときに、その方は大量服薬をして自殺

企図をされてしまいました。つまりその定義では自分はもう家族の一員ではなくなってしまうからです。本当に辞書的定義によって世界を理解しなくてはならない場合、一つの例外が世界を支える原理そのものを揺るがすことになるのです。

スタバの店員さんの場合には、カフェラテを挟んで「カフェラテはこれですか、いや私のカフェラテはこれです、でも私のカフェラテは……」と、お互いの照準を当てなおして、繰り返し共同指差しをすることで、直接向き合うことができます。これは「了解」の関係です。しかし、Aさんとは、図のようにカフェラテを挟んで直接向き合うこうしたルートは閉ざされています。そうではなくて、辞書的な説明を経由して、もしカフェラテのことを話し合うなら間接的に相当に迂遠な仕方で向き合うしかなかったわけです（図22）。しかし雨だれ石を穿つように本当にわずかずつですが、お互いがそれでも変化していくのを感じて、私はそれに注力してしまったわけです。つまり、いつの間にか私はAさんに対して、説明ではなく了解の試みをやってしまったということもできるかもしれません。つまり、てんかんの診療という説明を基本とする臨床で診療に取り掛かったのに、いつの間にかAさんをわかろうとするほう、了解の構えのほうへシフトしてしまっていたともいえるのだと思います。繰り返しになりますが、初診時のてんかん学的戦略は、焦点性もし目の前のカフェラテがカフェラテであることが、目の前のカフェラテとはとりあえずは切り離されて、まずは、カフェラテ的なものとは何かが記号の体系において位置取りされ、その仮説の正当性が目の前のカフェラテとの照応関係において事後的に検証されねばならないとするなら、図のような反応の遅延と反応の予測不能性は避けがたいことになるだろう。

◉カフェラテは、エスプレッソ抽出したコーヒーに、多めの牛乳を混ぜたもの
◉カフェオレと同様に温めた牛乳を混ぜますが、カフェラテでは牛乳の泡立ちを防ぐために、「スチームドミルク」という、蒸気で温めた牛乳が使われる
◉カフェオレとカフェラテの違いは、発祥地
◉カフェオレはフランス発祥の飲み方、カフェラテはイタリア発祥の飲み方
◉ふたつの大きな違いといえば、使用するコーヒーがドリップコーヒーなのかエスプレッソなのかどうか
◉カフェオレに使用する牛乳の量が、カフェラテに比べて多いのは、濃いめに抽出されたエスプレッソを薄める
◉発祥地が異なるだけで、同様の飲み方

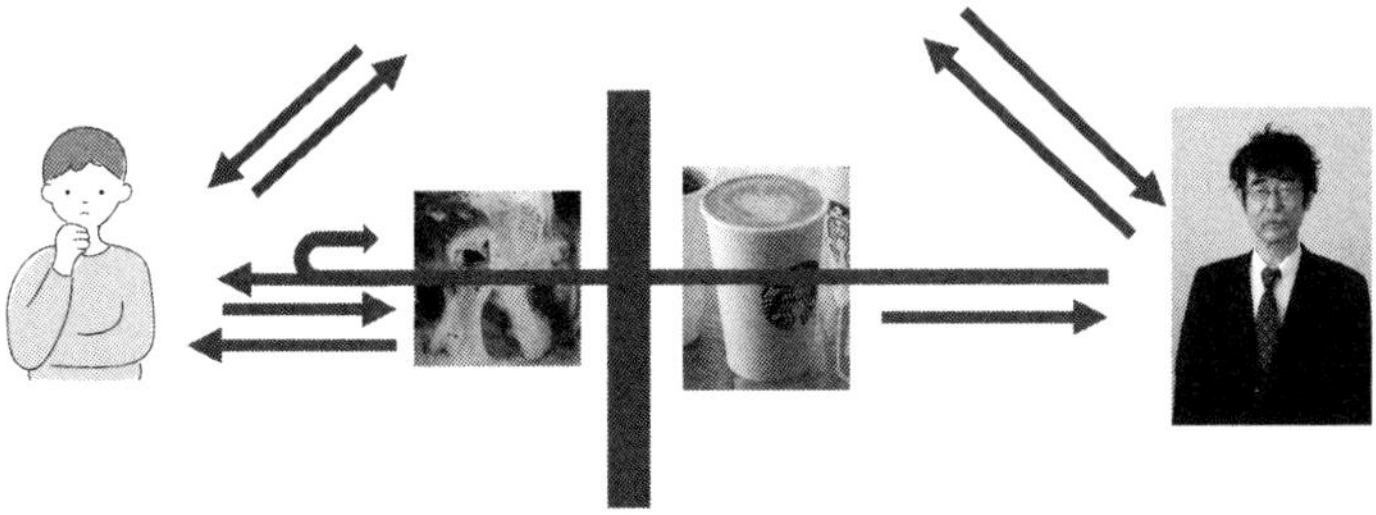

図22　カフェラテをめぐってもしAさんと話をしていたら

てんかんである、３剤適剤が使ってあって発作が止まっていない、したがって薬剤によるてんかん発作の抑制は困難である、就労意欲はあるが就労先との対人関係のトラブルで短期間しか職が続かない、今起こっているのは睡眠中のみの発作だし粘着性を悪化させる薬剤を整理すれば対人トラブルは減るのではないか。こういう治療戦略を初診のときに立てたわけです。これはやはり思い返しても間違っていたわけではありません。

ところが、Ａさんの対人的トラブルはＡＳＤの傾斜の強い思考形式の問題であって、投薬変更によってまったく変化はありませんでした。そうして四苦八苦しているうちに、いつの間にかＡさんの話を聞いて理解しようと努める外来になってしまっていたのです。では、どうすれば良かったのか。了解を初めから放棄して、身体的治療のみに専念していれば、早々に通院が途切れるか、あるいはほどほどのてんかん治療の提供に成功していたのかもしれませんがそれでよかったのか。今でも正解はわかりません。

２：うまくいかなかった事例②

〈事例６〉てんかん外科手術後の女性

次のモデルケースは、てんかん外科手術後の薬剤師のＢさんとしておきましょう。

Bさんはてんかんの外科手術で発作が消失した方です。彼女は、病棟で他患者の世話をこまめに焼き、とても正義感が強く、こわもてで他の患者さんたちが怖がっていた方が弱い者いじめをするのを見とがめて手厳しく注意するような人でした。病棟の行事などのことで相談を受けているうちに、いつの間にかBさんの個人的な話を聞くようになり、何となく話題は、シングル・マザーの家庭で育ち、いわゆるヤング・ケアラーの状態にあったこと、お母さんからの虐待、あるいはネグレクトの問題、妹さんへのアンビバレントな感情などに移ってしまい、やはり話を聞くのであればちゃんと時間を設定して決まった時間に話を聞かないとだめだと思い直し、退院のときに本人のご希望もあったため、五月雨式に話を聞くのではなくて、仕切り直しをして1～2週に1度決まった時間を設定して40～50分くらいの面談をすることになりました。

紆余曲折はあるのですが、簡潔に言うと、結果としては、激しい恋愛転移が、あるときから出現し、そのため、「面談は必要な限りずっと行っていきますが、あくまでもそれは面接室の中だけでの関係です」と改めて言語化せざるを得なくなってしまいました。

検討してみたいと思います。**図15**に立ち戻って考えてみると、身体科的診療というのは、身体への接近という点からしても、対人距離・プライバシーの共有については、床屋さんや美容院、キャバクラよりも、より近いと思われます。特に、手術などのときは、即物的な身体的距離はものすごく近くなります。しかし、医療現場という構えが無言の強力な構造化圧力を持っていて、これは愛の関係ではないということが、暗黙のうちに場の自明の掟として相互に前提されています。ですから、身体科では、そのときの関係が脳の問題か愛の問題か、あるいは説明の関係か了解の関係かというのは基本的にはそれほど注意しなくても良い構造が、あらかじめできあがっています。

一方、精神科では、どこかの会社のＣＭではありませんが、「そこに愛はあるんか」ということが常に問題になるような構造をしています。例えば精神科の外来では、参拝型の受診と私たちが呼んでいる構図が成立する場合があります。特に言語的疎通がようやくできるかできないかくらいの知的障害のある人に多いのですが、例えば受診はするが、ハイ・タッチだけをして帰るような人たちです。数分の外来ですが、全身全霊で「ここでは君のことを歓迎しているよ、何かあったらいつでもおいでよ」ということをこちら側が表現できれば、話には特に内容が必要でない場合すらあります。挨拶して、握手をして、場合によってはポンポンと背中を叩いて、「よく頑張ってるね」と労う。不安があるときには回数は週に何度にもなる場合もありますが、自分は歓迎されている、自分は褒められ

表１　精神療法的接近における「愛」の位置

	クラエント側の幻想	面接の構造化	実際
精神分析的精神療法	愛の期待	あり	コントロールされた愛
認知行動療法	期待はない	あり	それは愛ではない
参拝型受診	愛の確信	あり	コントロールされた愛
身体科の診察	期待はない	なし	それは愛ではない
キャバクラ	愛の期待	なし	普通は愛はない
恋人	愛の確信	なし	たぶん愛はある

ていると感じるだけで、今の生活を続けていくことがある程度支えられる人たちもいます。そういう場合を参拝型受診と呼んでいるのですが、これは、やはりごく薄められた形ですが、脳ではなくて愛の問題を取り扱っていることになるのではないかと思っています。

繰り返しになりますが、**図15**をもう一度まとめ直してみましょう。精神療法的接近における愛の位置というのは、クライアント側の幻想としては愛の期待が少なからず生ずる場合はあると思います（**表1**）。しかし、精神分析的な面接の場合には、愛の問題は時間や場所によって構造化されていきます。そういう意味では、コントロールされた愛だとも言えるでしょう。それに対して、認知行動療法では、基本的には愛はないということがお互いの基本的な決まりになっています。少なくとも建前的にはスキーやテニスのコーチと同じですから、決められたコースにおける時間内においてはそれは技術の伝達であって、愛はないのが基本です。さらに、認知行動療法では徹底して面接は構造化されています。逆に、先ほどの参拝型の受診というのは、愛はあるんだと来訪者が確信することが唯一の来訪の意味です。契約的な構造化はありませんが、医療の枠組みに組み込まれることで、身体科の診察に似た形での堅固な歯止めが働いていて、これはコントロールされた愛だということになります。

3：知はどちらの側にあるのか

身体科の場合、知識というのが医療提供者の側にあって、相手の側に知識を提供するという構造になっています（図23a）。精神科では例えばSSTだったり患者教育と呼ばれている行為では、やはり知は医療提供者の側にあると想定されています（図23b）。ただ、例えばサファリパークや美術館のガイドさんや学芸員の人は、知識はもちろんガイドさんや学芸員の側にあって来訪者はそれを提供してもらう側になりますが、来訪者を「育てる」という視点はありません。つまり両者の関係は基本的にはフラットです。それに対して、SSTや患者教育では、来訪者を「育てる」というある種の啓蒙思想のような構えがあります。あまりにもそういったニュアンスに対して鈍感だと、そもそもヨーロッパ人が

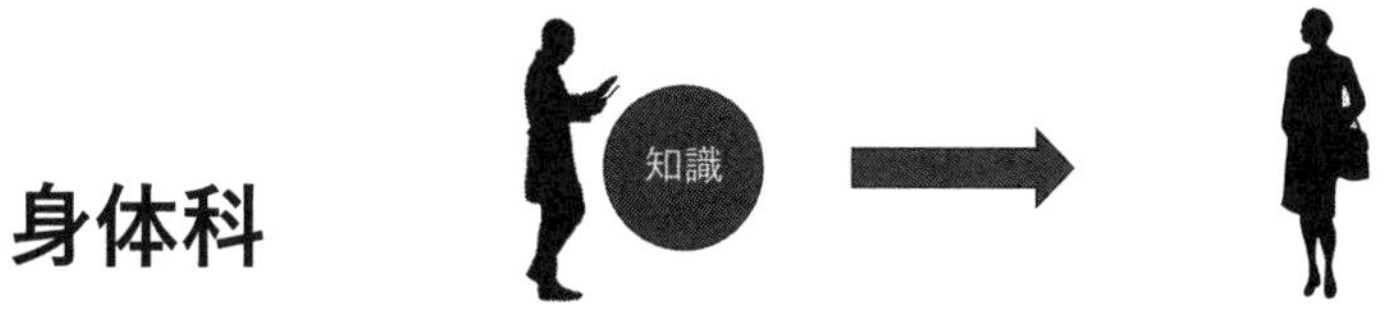

図23ａ　身体科における「知」の位置

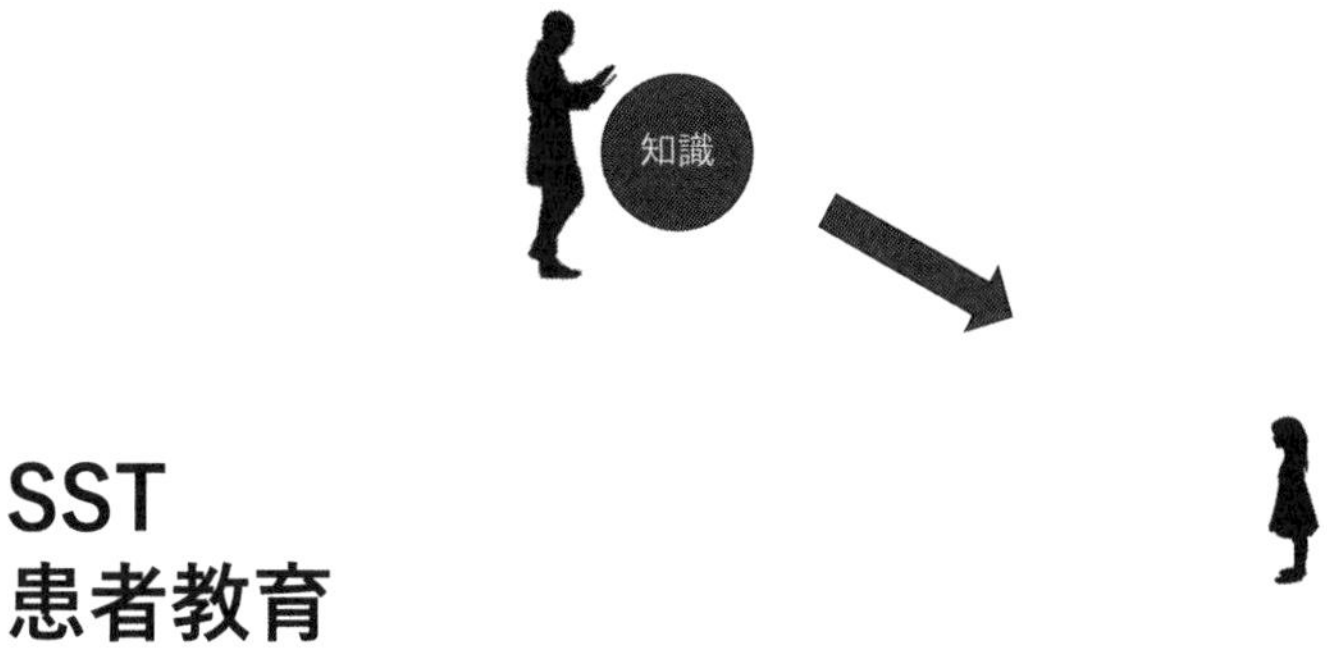

図23ｂ　SST・患者教育における知の位置

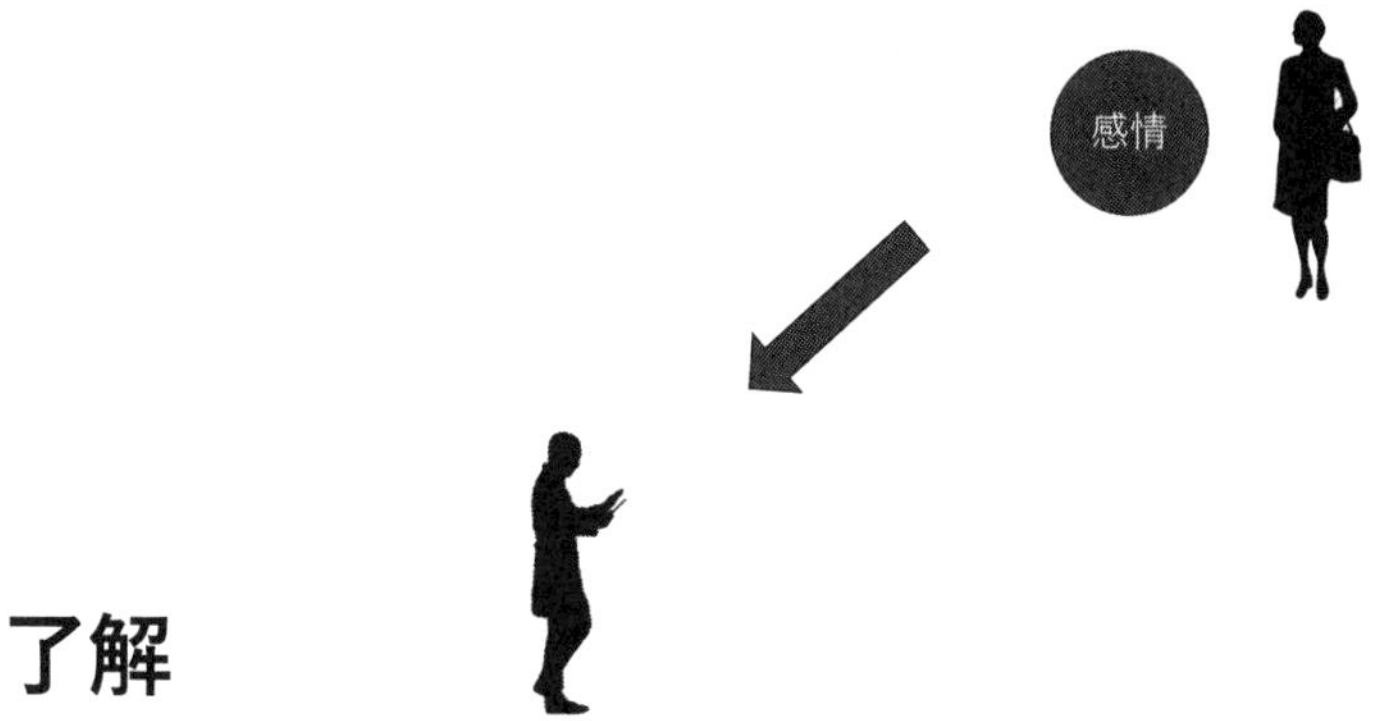

図23ｃ　了解における知の位置

過去にやったように、未開の人を啓蒙するという傲慢さを帯びることになり、両者の立ち位置に上下の関係ができ、敏感な人はその上から目線に反応してしまうことがありえるでしょう。

これとは対照的に、了解という行為においては、相手の側にある感情なりを医療者側が受け取って、相手がどういう論理で物事を受け取っているかということを感知しようとする試みということになります。ですからその場合、知はこちら側から向こうへ行くのではなくて、向こう側からこちらへやってくることになります。そして向こうの構えにこちら側を合わせるという意味ではこちら側が受け身になり、向こうの立ち位置がある意味上になるでしょう（**図23c**）。

Aさんの場合、てんかんについての情報提供、つまりこちら側からあちら側への知識の移動がまずは試みられ、それに沿って治療方針を立てたのですが、この知の流れは途中でうまく機能しなくなり、とまどっていると、予想とは何か違ったものが向こうからは返ってきてしまって、さらに知の流れはちぐはぐになり、それを修正しようと試みているうちにいつの間にか、こちらから向こう側への流れではなくて、向こうからこちらへと流れの主な方向が変わってしまっていたわけです。本当は、ずれてしまっていても、やり取りをそのまま表面的なてんかんの知識の情報提供にとどめて、そこにとどまれば、迷路のようなやり取りに絡めとられることにはならなかったのかもしれません。

Bさんの場合にも治療関係の入口では、私は水先案内人として、てんかんというBさんにとっての未知の領域をBさんが迷わずに進めるようなガイドとして、こちらから向こうへ知識を提供する愛とはとりあえず関係のない中立的な立ち位置にいたわけです。てんかんの外科手術というのはいうまでもなく手術ですから、体に深く接触し距離を詰めることになります。手術場にも入り、深くプライバシーに分け入り共有して、患者さんとの関係はある意味極めて近くなります。そこに精神療法的な関係が入ってきてしまうと、愛の関係をめぐる混乱が生じやすい状況が生まれることは容易に想像できます。

先ほどスタバの距離感のことを話題にしました。ミスドやマクド（関西以外ではマックというのですね？）と違うのは、「今日は天気がいいですね」とか「今日寒いですね」という有用ではない雑談部分で、それはスタバの店員さんの定型句です。もう少し距離感を詰めると「いつもザッハトルテですね、ザッハトルテ私も大好きです」くらいまではスタバの定員さんの守備範囲です。お客に、「あ、自分のこと知ってくれてるな」とちょっとした顧客感を味わってもらうところにみそがあるわけです。しかし、スタバの店員さんは、「この前一緒に来てらっしゃった方は誰ですか?」とは絶対に聞きません。それでは近すぎるのです。精神科医は同じように、どこまで相手の個人的な領域に入るか入らないかということを測る距離感に敏感です。スタバの店員さんはいつもおおよそ同じ距離感でいけばいいわけですが、精神科医は、この距離を場合に応じて詰めたりスタバの距離まで離れたりしなければなりません。この対人距離を測るということが、前述した了解と並んで精神科医のスキルとしては非常に大事になるのだと思います。

身体医療では、身体への接触行為というのは、特異な文化的馴致の結果、中立化されて、「愛」と切り離されています。そこに何らかの形で、精神療法的接近が混入してしまうと、身体医療での身体への接触を無害化していた免罪符が無効にされてしまうリスクが生まれるのではないかと思います。

V　精神科医と身体科医の対人距離

身体科医は、枠組みがデフォルトで与えられているということ

てんかん外科手術後に関係念慮で引きこもりがちになっておられたCさんという事例を

想定して考えてみたいと思います。設定としては、Cさんはお父さんとはもともとずいぶん折り合いが悪かった方です。Cさんはお母さんと妹さんご夫婦にはすごく愛着があって、私のことも大事に思ってくださっていました。それで、少しずつ引きこもりを何とかしようと、ドーパミン遮断剤での治療以外に、お誘いしたら喫茶店までは出てこれたので、何度かお母さんと3人で喫茶店で会ったりもしていました。つまり、面接室の外で会うということを、この方の場合は選択したわけです。

何のためにこの例を出したかというと、最初の事例2の方とは、喫茶店には行けないからです。精神療法的接近をしながら、喫茶店に行くということは愛のやり取りは面接室の中だけという枠組みを壊してしまうことになり、実人生での愛の問題と面接室での管理された愛の混同につながってしまう可能性があります。逆にCさんの場合は、身体疾患的な枠組みが保たれていたので、喫茶店に行くことでそうした類の混乱は起こらないという感覚があったのだと思います。もちろん、男女の組み合わせの違いやお互いの年齢など様々な要素がその判断には絡んでくるのだろうと思うのですが、その人その人の距離感の違いと距離がどのようにとられているのかの枠組みの違いを考えるというのは、当たり前のことですが、臨床心理の人はもちろんそうだと思いますが、精神科医にも非常に大事なことだと感じています。

先ほども言いましたが身体科では、社会・心理的な馴致によって身体化された非常に堅固な枠組みがあって、ある程度近づいてもこの枠組みは簡単には壊れません。ところが精神科では、枠組みはその都度設定されなければなりませんから、相手のほうが近づいてくるということが稀ならず起こり、それが枠組みを超えた場合にはやはり意図的に距離を取らねばならない必要が生じます。

てんかんで私が長年、主治医で診ていたある人が遠いところに転勤して別の主治医に紹介し、久しぶりにお会いしたときに、「新しい主治医の先生とは距離があって」と言われたことがあります。私は身体疾患としてその人を診ていて、ですからかなり距離感としては無防備に接近していました。つまり精神科疾患としては診ていなかったのです。ところが、新しい主治医は精神科の先生で、おそらくは精神科的な距離感を保ちつつこの方と接していらっしゃるのがわかりました。この方はとても勘の良い人で、精神科的な距離の取り方と身体科的な距離の取り方の違いの話を説明したところ、「ああ、そういう形での距離の取り方を私はそっけないと受け取ってしまっていたんですね」と納得されていました。

ただ、年をとってくると、精神科の枠組みでも、少しこの距離感を緩くしても大丈夫なことが増えてきました。恋人転移から、お父さん転移、最後におじいさん転移となってくるにしたがって、近づける距離が違ってきたような気がします。

結　語

私たちはどのようにして精神科医になるのか？

渡邊俊之先生という友人かつ愛知医科大学で同僚だったことのある先生が先日、脳出血で急逝されて、随分私たちには大きな痛手だったのですが、渡邊先生は、いわゆる精神病理学のプロパーの先生でした。少し大雑把に言いますが、了解のほうに大きく傾斜のある先生というようにとりあえず言っておきたいと思います。愛知医科大学では週に一度、事例検討会をしていたのですが、渡邊俊之先生と事例検討会を通して、何度かいろんな意見を聞くうちに、渡邊先生は生粋の精神科医なのだ、自分はやはりかなり身体科医的なところがあるのだと強く思う機会が何度かありました。どちらがいいとか悪いとかという話ではなくて、提示された事例の読み筋がどこか違っていて、だからこそ事例検討会で多様な読み筋から一つの事例を話し合うことに意味があると改めて感じたのでした。

私たちはどのようにして精神科医になるのでしょうか。座学、例えばエビデンスがありますし、そこからいろんな学ぶことがたくさんあります。ＰＥＣＯという合言葉でエビデンスを学ぶという方法論も開発されています。例えば、双極性障害に対して、あるいは単極性のうつ病に対して、定型的な治療的接近方法をエビデンスに基づいて学ぶことは、それはそれですごく大事なことですし、まずは私たちは職業人の最低限のたしなみとして、それができるようになることから始めなければならないのは当然のことだと思います。しかし、私たちがどんな精神科医になるのかを決める決め手は、やはり患者さんを含めてどんな人たちと出会うのか、出会ってきたのかによって決定されるのではないかという気がしています。私はたくさんのてんかんの患者さんと出会ったことによって、渡邉先生とは違った精神科医になりました。もともと渡邉先生とは人間も違いますから、出会った人と自分の人間としての形とのケミストリーが、私という精神科医の形を決めるのだろうと思うのですが、しかし精神科臨床を通して出会った人たちの一人一人が私たちのうちに身体化されることで、自らの臨床の場と地続きの精神科医になるのだろうという気がします。われわれ精神科医というのは、やはりどんな人と出会って、どんな患者さんを診ていたかによって、自分の精神科医としての形を決められているという側面があるように思います。ですから、自身のトレーニングや臨床体験の中で出会った人たちを、もっともよく受け取る器になるべく、それぞれの形で出会いの仕方を身体化して、その人特有のスペックを持った精神科医になっていくのではないかと思うのです。

私の精神科医としての形は、宇多野病院で出会った3388人と、愛知医科大学で出会った8445人の患者さんとその家族によって作られたものだと思います。それから、私の野戦病院のような臨床は、シュライバーについてくださった先生たちの助けなしには、心理の先生のカウンセリングなしには、ケースカンファで議論を戦わせてくださった諸先生との対話なしでは、病棟と外来の看護のバックアップなしでは、外来の受付の名人芸的な客さばきがなければ、やってこれなかったものであったこと、そして患者さんとそのご家族とともにこうした仲間との出会いによって、自分の精神科医としての形が作れたことも間違いありません。この出会いに感謝して、今日の講演を終えたいと思います。どうもありがとうございました。

文　献

1）中安信夫，兼本浩祐：「職人芸を言葉にする―しかし，なお伝えきれないもの」―初期統合失調症患者の診断面接について―．MARTHA，8(2)：2−17，2010．
2）古茶大樹：臨床精神病理学―精神医学における疾患と診断―．日本評論社，東京，2019．

《特別寄稿》

脳との距離から始める精神医学
——臨床においては軸の重みづけは常に問われる——

精神科治療学37巻11号、1259-1265、2022より転載

◉抄録

側頭葉てんかん、統合失調症、心因性非てんかん性発作の事例をそれぞれ挙げ、そこで撮像される画像を、同じ土俵で論ずることができるのかをまず考えた。次に、PenfieldとJasperの脳刺激実験を補助線として、症状と対応する脳回路がどの程度一意的に結びつくかを、症状と脳との距離と考えた。さらにこの脳と症状の距離が大きいほど、生活史が症状形成に関与しうる度合いが大きくなることを、特定の精神神経症状が、複数の神経回路で実現可能であることを表現するEdelmanの「縮退」と結びつけた。結果として、様々の精神神経学的症状を「脳が関与している」という一言で括ってしまうのは乱暴な議論であることを強調し、それぞれの病態において脳を問題とする場合、脳がどのような距離感で関与しているかに対する目配りをあらかじめしておかなければ、大きく議論を誤る可能性があり、さらにそうした大味な「脳が関与している」という議論は、臨床的にも大きな過ちにつながる可能性を指摘した。てんかん、認知症、神経心理学など脳に直接関わる精神医学への精神科医の参与・関心が急速に先細りしている現状においては、症状と脳との距離感を特に意識して保っておく必要があるのではないかという点も強調した。

◉Key words

brain, Edelman, Penfield, life event

I　はじめに

多軸診断ということが強調されるようになってから、どんな精神疾患であっても、脳も環境要因も心理学的要因も、病態の発生と形成に不可分の関与をしているのだから、常に、脳も社会も心理も等分に目配りすべきだという議論を散見するようになった。机上において精神医学を論ずるのであれば、それはたしかにもっともそうに聞こえるし、認知症の臨床などでは実際にそうした多軸的アプローチが必須な場合も少なからずあることは間違いない。しかし、今、ここでの現場において、抗ＮＭＤＡ受容体抗体脳炎で急性精神病状態にある人に対してカウンセリングや認知行動療法的なアプローチをとることは明らかに有害であり、逆に心因性非てんかん性発作の症状そのものに対しては、脳のＭＲＩ所見はアカデミック・インタレスト以上の臨床的な意味は現在のところはない。多くの精神科的病態において、臨床の現場では、われわれはとりあえずの治療資源を、社会心理的アプローチ、向精神薬の投与、身体的な背景疾患への治療のいずれに最大限投入するかの治療選択を迫られるのであって、臨床においてはどの軸の重みづけが最も重いかがしばしば問われることになる。有名な Griesinger の「すべての精神疾患は脳病である」という言葉(6)

は、精神疾患を隔離ではなく治療の対象だと宣言したという意味で当時たしかに画期的ではあった。しかし、どのように脳が関与するのかは病態に応じて質的に大きく異なっていることを、てんかんや認知症、神経心理学といった脳に直接関わる分野への精神科医の参与と関心が年々先細っている現状においては、改めて思い起こす必要があるように思われる。

脳と精神医学の関係を考えるために、まずは素朴な疑問から始めてみたい。ある事例を目の前にしたときに、画像検査をすることの意味が、心因性非てんかん性発作と統合失調症と側頭葉てんかんで同じなのか違うのかという問いからである。

Ⅱ　側頭葉てんかんと画像検査・生活史

側頭葉てんかんの臨床において、ＭＲＩを撮ることは必須と言ってよい。例えば異臭を前兆とする側頭葉てんかんでは、その相当の割合で脳腫瘍が伴うという古い知見があり、[8] また、もし海馬に硬化像と呼ばれる所見があれば、薬剤抵抗性の場合、てんかん外科手術の良い適応になる。さらには、本当は誰もいないのはわかっているのに誰かがありありと近くにいるかのような恐怖にいても立ってもいられなくなる実体的意識性を呈する前兆を訴える患者において、扁桃核の腫大が確認されれば[3]、この恐怖感はいわば巣症状として説明可能だということになる。

1例を挙げる（特定を避けるため一部改変）。

30代後半女性。受診4ヵ月前から分単位の上腹部不快感が1日に何度も出現し、次第にこの上腹部不快感の直後に左半身の痺れを自覚するようになっていたが、これはX年6月下旬には自然寛解した。ところが7月末には睡眠時の大発作が出現。このため他院受診となった。同時に日中、数秒間の過去の記憶のフラッシュバックが連日出現するようになり、levetiracetamを極量まで投与しても発作がおさまらないため、その状態で当院に紹介受診となった。5月と7月のMRIでは異常は指摘されていないが、9月初旬に撮ったMRIでは左頭頂葉に高信号域が認められている。

通常は側頭葉てんかんで、複数の出所が異なる前兆が、短期間で消長を繰り返すことは例外的であることから、上記の病歴からは何らかの進行性の背景疾患の存在を否定する必要が示唆された。緊急で調べたＭＲＩ所見から、自己免疫性脳炎の存在が疑われ、結果として抗ＬＧＩ１抗体脳炎が確定診断されることになった事例である。ステロイド療法によって、とりあえずは病勢の進行は食い止めることができた。

この女性において、家族との関係や現在の本人の就労状況などの生活史に関わる病歴の重みづけは、ＭＲＩ所見と比べるとごく軽い。彼女の生活史は疾病の発症にも治療にもとりあえずは大きな因果関係がないと一般的には考えられるであろう。

Ⅲ　統合失調症と画像検査・生活史

統合失調症の脳画像研究の歴史は半世紀以上にも及び、特に発症早期の研究からは、罹病後の脳と環境との関与の仕方によるバイアス（長期の入院生活など）や抗精神病薬の影響などの重大な交絡因子から比較的独立した形での疾病に相対的に特異的と考えられる所見が得られている。[4&10] この点は本特集の他の論文において詳細に総括されるであろうと思われるので本稿ではこれ以上論じないが、こうした画像所見の特徴を、上記の側頭葉てんかんのＭＲＩ像が持つ臨床的な意味と同一視することはできないことは、多くの総説においても繰り返し強調されている。

考える素材として、伊勢田の生活臨床について解説した著書に引用されている事例を短く抜粋する。(7)

若くして両親を亡くし、長兄夫妻に養育されたある40代の英語教師の事例である。この男性は中高と成績は優秀で、東大と思しき大学を目指して受験のための下宿生活を開始していたが、受験に立て続けに2回失敗したことを契機に、「下宿先の近所の人が悪口を言っている」「電車に乗ると人がじろじろ見る」などといった被害関係妄想が出現。幻覚妄想状態による激しい興奮のため、初回入院となった。薬物療法で軽快し、周囲の説得で地元の国立大学に入学。しかし、持ち前の気位の高さと遮二無二突き進もうという姿勢から、周囲との軋轢が絶えず、無理なスケジュールを詰め込んでは、生活破綻を繰り返し、大学在学中は2度入院している。何とか卒業を果たしたが、職場では尊大で配慮に欠ける態度からしばしばトラブルになり、それが契機で被害関係念慮が出現。勤務地が遠方で実家も安息の場ではないことから、休みを利用して休息入院ができる体制を整え、「無理をして再発したら出世の見込みはなくなる」などとアドバイスするなど、きめ細かな介入が頻回に行われた。そうした助力もあって、山間部での勤務の間、8回の休息入院を含む短期の入退院を繰り返しながらも、職場での役割遂行には著しい支障をきたさず、職務を全うすることができた。

　そうこうして何とか持ちこたえているうちに、「太っ腹で如才ない」得難い配偶者を得たことと、兄と慕うある会社の経営者が若くして劇症肝炎で急死したため、「出世しても死んだらおしまいだ」と感じ、「生き方をマイホーム主義に変えた」とそれまでとは打って変わった態度を見せるようになった。彼の急所ともいえる管理職への昇進の野心と距離を取るようになったことで、同僚や上司とのトラブルは目に見えて減り、その後、10年以上にわたって安定状態が続き、投薬もごく少量となった。

　しかし、日本語が話せない若い英国人女性の教師が、本場の英語を生徒たちに聞かせるという趣旨で副教員として赴任して同僚となったことを契機として再度急性精神病状態が出現する。この英国人教師の英語を、彼は聞き取ることができず、ひどく困惑し、他方でそれを認めることはプライドから耐え難く、「早口で喋るのでわからない」「田舎の英語だからわからない」と相手を非難。それに対して英国人教師は、「あなたの勉強が足りないだけだ」と言い返し、さらにそれに対して「助手のくせに」と高飛車な態度に出たため事態は収拾がつかなくなっていった。次第に、早朝から起きて英会話のカセットを聞き出すなど、生活の枠組みも揺らぎ出し、不眠、疲労困憊となって、ついに「ソ連と北朝鮮が攻め込んでくる。危ないから外に出るな」と妻に土下座して訴え、木刀を持って庭に飛び出す、校庭で山に向かって旗を振るなどの異常行動が出現。緊急入院となった。

この事例はさらなる生活臨床的介入により、この後、再び安定して生活を送ることができるようになっている。

詳細は伊勢田の『生活臨床の基本』(7)を参照されたいが、最近話題になっているオープン・ダイアローグも生活臨床と原理的にはほぼ同じだと考えることができるだろう(13)。先ほどの側頭葉てんかんの事例では、10年前にはまったく可能ではなかった治療的介入が、MRIの撮像も大きな手助けとなって現在では可能となり、医学的な介入が奏効した。これに対して、伊勢田の事例では、MRIの撮像、あるいはその他の画像診断は、例え現在の最新の技術を使って撮像したとしてもそれほどに大きな臨床的インパクトをもたらすとは思い難い。むしろ、一つの治療集団が患者の自己実現を常に念頭に置きながら患者・家族へ長期間にわたって関与し続ける生活臨床的アプローチは、治療へのインパクトという点では、現時点での薬物療法の継続に主眼を置いた患者教育よりも大きいものであったことは想像に難くない。

統合失調症がある種の生物学的基盤を持ち、薬物療法がほとんどの場合、治療の中心となることは間違いのないことであるように思われるが、上記の抗ＬＧＩ１抗体脳炎による側頭葉てんかんと比較した場合、生活史あるいは生活史への働きかけははるかに発病および病気の予後や進行の仕方に大きく関与していることも明らかであるように思われる。

Ⅳ　心因性非てんかん性発作と画像診断・生活史

心因性非てんかん性発作では、３割前後の患者で何らかのＭＲＩ所見の異常が存在するとの指摘があり[2]、また、最近の脳領域間の機能的接続性の研究からは、特定の脳領域同士の接続性が低下し、他の領域同士の接続性が亢進するといった所見も指摘されている[1]。重症の心因性非てんかん性発作では、酸素濃度が通常ではありえないほど一過性に低下したり、最終的に膀胱を破壊するほど尿意を変化させたりする事例がある。そうした事例を考えた場合、当然のことながら結果として画像所見に反映されるような脳の機能的変化が起こっている可能性は十分に考えられる。他方で、心因性非てんかん性発作をきたす患者の

2～3割で知的障害が併存し、自閉スペクトラム症を併存する患者も一定数あり、さらにはてんかんが併発するものも同様に2～3割存在する。こうした知見からは、脳の機能不全が心因性非てんかん性発作の促進因子となることは間違いないように思われる。しかしながら、こうした脳の画像的変化が、一方では原因ではなく結果かどうか、他方では非特異的な促進因子以上の因果的な意味があるのかどうかが問題である。

再び事例を挙げよう（特定を避けるため一部改変）。

20代後半女性。眉目秀麗・成績優秀な姉の2つ下に生まれ、常に姉に憧れながら中高と生活していた。姉と同じ中高に通い、学校の先生たちは、いつも「あの○○さんの妹さんね」と認識される影の薄い学生時代だった。姉は両親の期待も一心に集めており、家族は何を置いても姉を中心に回っていた（少なくとも本人はそのように自覚していた）。この女性は高校を卒業して東京の音大に進学。しかし、進学してすぐの5月に「けいれん」を1ヵ月に3回起こし、救急搬送されることになる。退行状態が「けいれん」の前後にあったようであるが詳細は不明で、東京の病院で母親は「てんかん」との診断を受けたが、本人にはショックを受けるだろうということで診断は秘密にしていた。幸いなことに、投薬をしていなかったにもかかわらず大学在学中は発作の再来は見なかった。

東京の大学を卒業してこの女性が郷里に帰るのと入れ替わるように、姉が外国籍の男性と恋愛関係になり、駆け落ち同然の形で家を出て、実家と縁を切ることになる。本人は姉と入れ替わるようにして実家でピアノの先生を始めるが、最初はピアノを弾くと利き手がけいれんするようになり、それが次第に悪化して、意識消失を伴うようになったため、脳神経内科を受診。「てんかん」の診断のもとで、投薬が開始された。投薬後、発作はほとんど出なくなり、安定した生活を続けていたが、担当医の退職とともに、主治医が交代。新たな主治医になってしばらくして、利き手のけいれんが再燃。新しい主治医がSPECT検査をしたところ、右側頭葉に低灌流域があるということで「側頭葉てんかん」という診断が下され、種々の抗てんかん薬が投薬されたが、症状は急速に悪化。けいれんや意識消失が週単位で出現するようになったために紹介受診となった。

詳細に病歴を聴取すると、左手がけいれんすることもあるが、稀には右手がけいれんすることもあり、両手が交互にけいれんしても意識がなくならないこと、けいれんが時には意識があるまま30分以上も継続することなどが明らかになった。「てんかんの可能性は低く、心因性の可能性がある」ということを指摘するとけいれんおよび意識消失発作が頻度・強度とも増大。

丁寧に病歴を聴取しながら一つ一つの発作について、てんかんとは合わない点、てんかんと合う点などを一緒に検討すると、1ヵ月後にリストカットをして緊急受診。それを契機にけいれんおよび意識消失は著しく減少。その代わりに下痢・嘔吐が主症状となった。並行して内省型カウンセリングを導入。カウンセリング導入後1年ほどして、次第に姉を実は嫉妬し、憎んでいたことが自覚されるようになった。姉への憎しみが自覚できるようになって身体症状は消失。その1年後には、実家の両親は姉と音信不通のままではあるものの、患者本人と姉はときどき会って話をする関係になっている。

結果としてこの事例においては、脳画像検査は、前主治医に余分な予断を与え、誤診に導いている。生活史はこの事例においては、症状が発生する原因でもあり、さらに現時点で症状が出現している理由でもあって、生活史と症状の因果関係は明らかに非常に強いのに対して、脳画像と症状との関係は、例えあっても因果的な関係は薄いことは明白であろう。

V　症状とそれに対応する脳的基盤のヒエラルキー

Hume は、日常生活におけるわれわれの通常の因果関係の認識は、単なる思い込みにすぎないという議論を展開している。[14] これは Hebb の学習則を考えるまでもなく、われわれの自然な推論の成り立ちを考えればある意味当然のことであって、日常生活における自然な因果関係の判断とは、ある事象と別の事象が時間的に隣接して同時に起こっていることが、結果としてシナプス透過性を増大させるシナプス透過率の集積的変化にすぎないと単純化することもできるからである。そうであるとすれば、すべての事象の因果関係は、統計的有意差の問題に還元しうるということになり、症状と脳、症状と生活史の間の因果関係を取り立てて区別して考える必要はないという議論がそこから出てくるのはよく理解できるということにもなろう。

ここでまず問題となるのは、当然のことながら、心的因果性と物理的因果性を同じ土俵で論じてもよいのかどうかという繰り返し問われてきた問いである。しかし物理的事象とは何で、心的事象とは何だろうか。例えば「扁桃核の腫大」は物理的事象であろう。また、何が原因であれ手が震える「けいれん」も物理的事象であろう。他方で「フラッシュバック」は、心的事象のように思えるし、「お姉さんを本当は羨望し憎んでいたこと」は間違いなく心的事象だろう。心的事象とは何で物理的事象とは何かを突き詰めて論ずることは、哲学上の大問題であり、それを論ずることは本稿の主旨でもなければ、この小論で可能でもないことは明らかなので、ここでは脳で起こる回路の賦活化との関係性という点から、これらの事象を整理し直してみたい。

このことを考える上で、Penfield と Jasper の脳刺激実験が本稿にとっては有用な補助線となりそうである。(12) 例えばシルヴィウス溝とローランド溝の交差部近傍の右側の一次運動領野を刺激するとしよう。そうした場合、規則的に左手や顔のけいれんが誘発されることになる。この場合、脳と起こった事象との因果関係はきわめて密接で、一意的である。これと比べて例えばいわゆるウェルニッケ失語を、規則的に脳の特定の部位を刺激して再現することは難しい。左半球の上側頭回に沿った部分を刺激して同時に線描画の呼称をしてもらうと音素性錯語が産出されることはあるが、常に一定の反応が観察されるとは限らず、右半球に優位則が移っている場合すら存在する。ローランド溝の付け根にあるブローカ領野を刺激して失語が観察されるのも、先ほどの一次運動領野の刺激における手や顔のけいれんほどの再現性はなく、人によってばらつきがある。実際、脳梗塞による観察でも、異なった事例の脳梗塞の領域を重ね合わせたときに、ブローカ失語においてブローカ領野はたしかに多くの場合、関与領域に含まれるものの、ブローカ領域に限定した病巣はしばしばブローカ失語を起こさない場合があることが知られている。[11] これと比べると扁桃核を刺激して不安発作〝ictal fear〟が誘発される確率ははるかに高く、ばらつきは低い。

興味深いことにPenfieldの刺激実験で、耳鳴りは誘発されたが、特定の場面の再現に組み込まれているような場合を除いて、人が喋る幻聴が誘発されることはほとんどなかった。つまり特定の脳の部位を単純に刺激して賦活するという仕方では、失語の場合のように類縁の症状すらも賦活することができなかった。このことから、統合失調症で見られるような幻聴の脳的な基盤は、先ほどの左手や左顔面のけいれんは言うまでもなく、失語症と比べても、はるかに複雑な神経回路の賦活に対応していることが推察される。例えば対話性の幻聴を一定の頻度で体験している人の脳が、していない人の脳と比べて統計的に一定の脳領域において萎縮していることが示唆されるとしても、個人間のばらつきは、失語症の場合よりもはるかに大きく、統合失調症においてＭＲＩには診断的な有用性はない。

心因性非てんかん性発作に関しては、例えばけいれんという物理的症状を誘発しようと考えても、統計的に有意に萎縮している領域すら同定することが不可能である以上、刺激の候補となる部位さえ決めることができない。

図1に当該の症状と脳的基盤の対応関係がより一意的なものからより多様なものを順に並べた。これは脳の異なった賦活経路の組み合わせが同じ現象を産出するという、Edelman のいう縮退の程度に対応すると考えてもよいと思われる。[5] 縮退の幅が大きい症状ほど脳との距離は大きく、縮退の幅が小さい症状ほど脳との距離は近いというイメージである。

Ⅵ　神経系の発達における質的段差

脳回路における縮退についての Edelman の仮説をここで簡単に解説しておきたい。**図2**は拙著の図を改変したものであるが、Edelman の仮説では、クラゲのような意識のない動物の神経系と、哺乳類・鳥類のような意識のある動物の神経系の間には、質的な段差があるという考えが一つの下敷きとなっている。[9] クラゲの神経系は、脊髄反射のように一意的で、特定の刺激に対して特定の反応が起こるように設計され、さらに同じ反応を起こす神経回路はおおよそ特定の回路に限定されていて、先ほどの縮退の余地はほとんどな

縮退の程度	症状
小さい	ジャクソン発作
↕	てんかん性恐怖 "ictal fear"
	失語症
	対話性幻聴
大きい	心因性非てんかん性発作

図１　症状とそれに対応する脳的基盤の縮退の程度

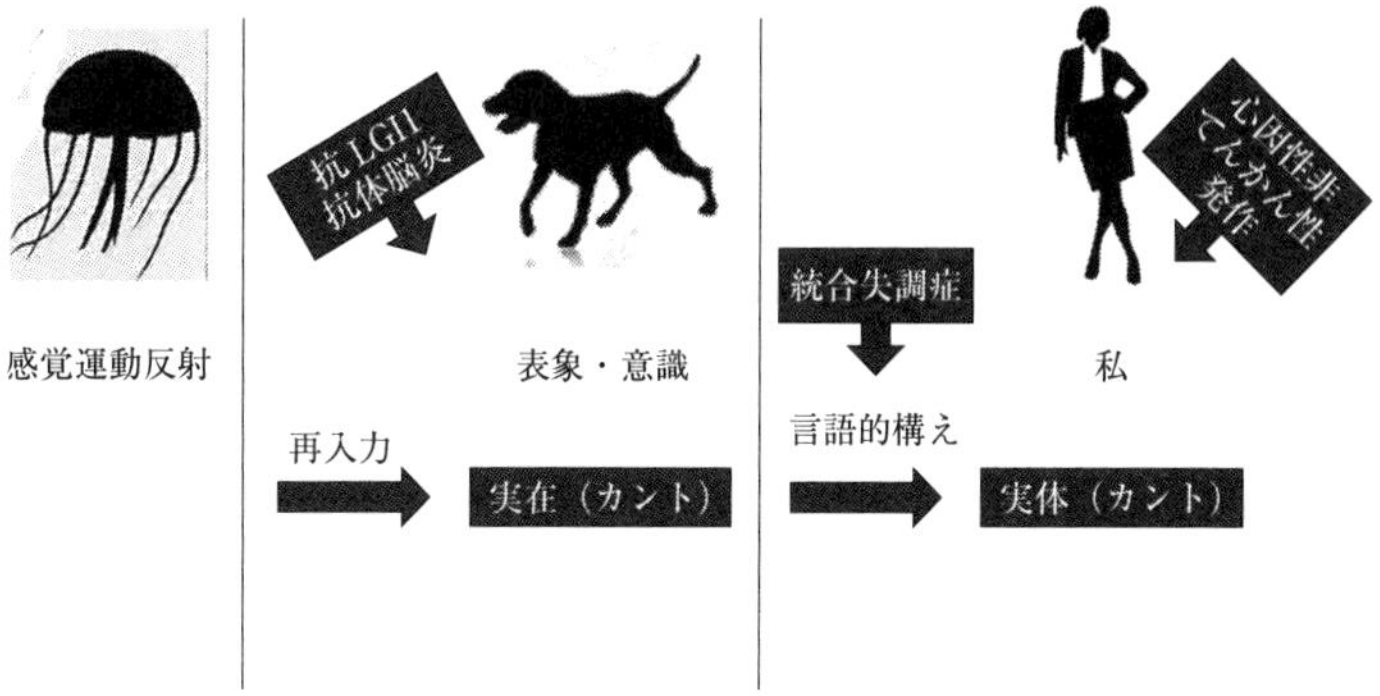

図２　各疾患の問題領域（文献９より引用）。実在（カント）は、その場その時の表象。実体（カント）は、時空を超えて一貫性のある対象

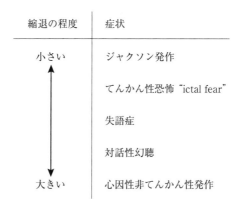

い。これに対して、再入力の渦によって定義される哺乳類・鳥類における意識的表象では、同一の出力が複数の神経回路によって産出可能であり、また特定の刺激に対する応答にはきわめて多くの代替え可能性がある。

ただし、Edelmanの仮説では、意識的表象は、常にそのときその場で一期一会的な特性を帯びることになる。しかし、人が社会生活を営む上では、同じ対象が時空を超えて同じものだと認識されることが死活的に重要である。このため、拙著における図では、対象の時空を超えた一貫性が担保される人に特有の脳の在り方と、一期一会的多様性を示す哺乳類・鳥類の意識的表象の在り方との間にさらにもう一つの質的な段差を設けてある。

詳細は省くが、側頭葉てんかん（抗LGI1抗体脳炎）、統合失調症、心因性非てんかん性発作において問題となっている領域を図に書き込んだ。

Ⅶ　心因・内因・外因における脳との距離

基本的には縮退の幅が大きい、つまりは特定の現象を産出するために必要な神経回路の候補が多いほど、対応する回路の複雑性も大きいことが予想され、単純な脳の特定の部位に対するPenfieldの刺激実験のような介入の仕方では、その現象を再現することが難しくなると考えるのは無理のない仮説だと思われる。余談ではあるが、単純な感覚だと一見感じられる「痛み」は、Penfieldの刺激実験では容易に誘発することができない。そう考えると痛みは相当に複合的で、おそらくはそれに対する縮退の候補の多様性の幅が大きい症状なのであって、脳によって慢性痛が持続的に作り出され、それが認知行動療法的介入によって相当に緩和される場合があることはそれとよく対応している。

縮退の候補となる神経回路の候補が少ないほど、症状は内在的に脳自体によって決定されるのに対して、その数が多いほど、環境因子が及ぼす影響は大きくなることが予測される。例えばジャクソン発作では、症状は環境因子に関わらず、脳の側がほぼ一意的に決定するのに対して、心因性非てんかん性発作は環境因子に大きく左右される。心因・内因・外因の区別は最近顧みられることが少なくなったが、心因的、内因的、外因的精神疾患の脳的基盤は明らかに大きく異なっていて、脳による直接的な因果性は、この順番で次第に大きくなっていることは脳を俎上に精神疾患を論ずる場合には常に意識しておく必要があるのではないかと考えられる。

Ⅷ　まとめ

ジャクソン発作と対話性幻聴、さらに心因性非てんかん性発作のけいれんを「脳が関与している」という一言で括ってしまうのは乱暴な議論であることはおそらくは間違いない。それぞれの病態において脳を問題とする場合、脳がそれぞれの病態にどのような深さで関与しているかに対する目配りをあらかじめしておかなければ、大きく議論を誤る可能性があるように思われる。さらにそうした大味な「脳が関与している」という議論は、臨床的にも大きな過ちにつながる可能性は低くない。

文　献

1）Amiri, S., Mirbagheri, M., Asadi－Pooya, A.A. et al. : Brain functional connectivity in individuals with psychogenic nonepileptic seizures (PNES) : An application of graph theory. Epilepsy Behav., 114 ; 107565, 2020. (doi : 10.1016/j.yebeh.2020.107565)

2）Asadi－Pooya, A.A. and Homayoun, M. : Structural brain abnormalities in patients with psychogenic nonepileptic seizures. Neurol. Sci., 41 ; 555－559, 2020.

3）Beh, S.M.J., Cook, M.J. and D'Souza, M.J. : Isolated amygdala enlargement in temporal lobe epilepsy : A systematic review. Epilepsy Behav., 60 ; 33－41, 2016.

4）De Peri, L., Deste, G. and Vita, A. : Strucutural brain imaging at the onset of schizophrenia : What have we learned and what have we missed. Psychiatry Res., 301 ; 113962, 2021. (doi : 10.1016/j.psychres.2021.113962)

5）Edelman, G. : Wider Than the Sky : The Phenomenal Gift of Consciousness. Yale University Press, New Haven, CT, 2005. (冬樹純子, 豊嶋良一, 小山毅ほか訳 : 脳は空より広いか―「私」という現象を考える―. 草思社, 東京, 2006.)

6）Griesinger, W. : Die Pathologie und Therapie der psychischen Krankheiten. Krabbe, Stuttgart, 1867. (小俣和一郎, 市野川容孝訳 : 精神病の病理と治療. 東京大学出版会, 東京, 2008.)

7）伊勢田堯 : 生活臨床の基本. 日本評論社, 東京, 2012.

8）兼本浩祐, 大島智弘, 清水寿子ほか : 鉤状回発作. 神経内科, 66 ; 370－372, 2007.

9）兼本浩祐 : なぜ私は一続きの私であるのか―ベルクソン・ドゥルーズ・精神病理―（講談社選書メチエ）. 講談社, 東京, p.172, 2018.

10）Nenadić, I. : Bildgebung bei schizophrenie : Eine Übersicht zu aktuellen Befunden und Entwicklungen. Nervenarzt, 91 ; 18－25, 2020.

11）大橋博司, 濱中淑彦編著 : Broca中枢の謎―言語機能局在をめぐる失語研究の軌跡―. 金剛出版, 東京, 1985.

12）Penfield, W. and Jasper, H. : Epilepsy and the Functional Anatomy of the Human Brain. Little, Brown, Boston, 1954.

13）斎藤環 : オープンダイアローグとは何か. 医学書院, 東京, 2015.

14）萬屋博喜 : ヒューム―因果と自然―. 勁草書房, 東京, 2018.

新任教授に聞く　第26回

聞き手　諸川由実代先生
聖マリアンナ医科大学神経精神科（インタビュー時）

本章は、2001年に愛知医科大学医学部精神科学講座の教授に就任されたばかりの兼本浩祐先生をお伺いし、ご専門のてんかんや教室運営、今後の精神医療の展望などについてお聞きした雑誌のインタビューである（初出一覧参照）。文中に登場する方々の所属や役職はインタビュー当時のもの。

インターネットと精神科外来

諸川　今日はどうぞよろしくお願いいたします。ちょうど今、先生が外来からお戻りなので、外来のことから聞かせていただければと思います。外来患者さんは1日何人くらいですか。

兼本　120人ぐらいだと思います。

諸川　やはり気分障害の方が多いですか。

兼本　気分障害が一番多いと思いますが、少し漠然とした訴えといいますか、ちゃんとした主訴がはっきりしないような人が、3分の1ぐらいおられます。ですから、当科がどういうお役に立てるのか、お役に立てそうにない場合にはどのような代替案がありうるのかを、患者さんと一緒に考えていく作業が多くの方で必要になります。

諸川　精神科の敷居が低くなったということでしょうか。それともよく言われている、うつ病の軽症化とか統合失調症の軽症化ということでしょうか。

兼本　精神科の敷居が低くなったのではないでしょうか。軽症のうつ病や軽症の統合失調症の方はそれはそれで一方でおられて、他方でもう少し漠然とした、例えばご主人のことで悩んでいるとか、パート先の人間関係のことで悩んでいるとか、そういう人生相談のような方が来られます。それからメディアの影響というのが最近大きくて、例えば自分は片づけができないからADHDではないだろうかなどという訴えで来院されるケースも少なくありません。一時はアダルト・チルドレンでしたが、多重人格を訴える方が少し少なくなったかと思うと、最近ではADHDが随分増えました。そういう方を含めて3分の1ぐらいの方は、私たちが提供できることと、患者さんが求めていることを、最初にすり合わせしなければいけないような印象があります。

諸川　インターネットの影響などがあるようです。情報の浸透がすごいです。

兼本　そうですね。

諸川　患者さんがお薬をインターネットで調べて来られたり、「このお薬ください」とおっしゃる方がいたりとか（笑）。「ADHDじゃないでしょうか」とか。

兼本　よく調べられるのはいいことだと思うんです。できるだけたくさん情報を持って来ていただいたほうがこちらも助かるのですが、ただ問題は情報の順序づけですよね。つまりどの情報が大事で、どの情報は当面は二次的なのかというのを選ぶのに、若干専門家のサポートが必要です。もう一つは、インターネットでご自分で見つけられた情報というのは、医者の言うことよりも本当らしく思えるんじゃないかと。しかし実際はそうではなくて、たくさんの情報の中の一つに過ぎないということを、患者さんの側も知っておいていただいたほうがいいんじゃないでしょうか。

諸川　私たちはその患者さんの年齢とか症状とか、あるいは病態等を見て、薬を決めているわけですが、たまたまご自分が検索した中に、病院で使っている薬がなかったから、この病院はエビデンスに基づいて医療していない（笑）ということに。

兼本　いらっしゃいますね。

諸川　それでクレームが来たりします。スタディがなされていないと、エビデンスがないから、そういうことはやってはいけないことのように受け止められてしまう。確かに情報がどんどん伝わっていくのはいいのですが、おっしゃるように、順序づけ、重要性、あるいはプライオリティがやはり大事ですね。

兼本　そうですね。

諸川　例えば統合失調症の患者さんが、ある程度治療が進んで、よくお話しするようになると、「本を読んでみましたらこんなことが書いてありました」とおっしゃる方がいます。で、私たちが、ここはあまり重要ではないから、さらっと流して、こっちを読んでほしいなと思うところが、往々にして逆だったりするんですね。「もうこれは治らない病気なんですね」とすごくがっかりしていらっしゃる。「いやいや、その本に書いてあることは一般的なことで、患者さんは一人ひとり全然違っていらっしゃるから、あなたにとってはこっちだ、全部同じ重みで読まないでください」と言ってあげるんですね。

兼本　あらかじめもう読まれるだろうということを想定して、もしかしたらあなたがいろんなことを調べたときに、こういうことが書いてあるかもわからないけれども、それは必ずしもそのことばかりではないということを言っておくことができるといいですね。

諸川　先生はてんかんのご専門なので、ここにはてんかんの患者さんもたくさんおいでになるんですね。

兼本　ほかの精神科外来と比べれば多いと思います。どうしても紹介があったりしますので。あと、インターネットでてんかんに関するQ＆Aをやっていますので、かなり遠方からもいらっしゃいます。

諸川　それは病院のホームページですか。

兼本　メディカル・クリニックというか分院というか出先の機関があるんです。そこが地理的に便利なものですから、そこの特殊外来のホームページを作っているのです。Q&Aには、1日に2~3通ぐらいの問い合わせがあります。

諸川　先生が全部それにお答えになられていらっしゃるのですか。

兼本　ええ。一応全部私がやっています。

諸川　小さい子のてんかんの患者さんは小児科を受診しますが。

兼本　ええ。ここもそうです。

諸川　ある程度の年齢になってから精神科に移るということですね。

兼本　はい。

諸川　病棟は閉鎖病棟ですか。

兼本　閉鎖病棟です。

諸川　何床ありますか?

兼本　60床ですべて閉鎖です。

諸川　ではイメージとしては急性期病棟というイメージですね。

兼本　イメージとしてはそうですが、例えば統合失調症の初発の方に関しては、治療の経過や全体的な展望を見るという意味で、半年以上の入院をしてもらう場合もあります。ですから、急性期病棟というよりは、どちらかというと、急性期病棟と慢性期病棟の中間という感じですね。

医療費問題はトータルに考えるべき

諸川　今、平均在院日数の短縮などいろいろ大変ですよね。そういう取り組みは何かされていますか。

兼本　言うまでもなくできるだけ早期の退院を目指してはいますが、今のところはそれよりも病態を重視して、入院に時間をかけて診ることがその人にとって必要な人は、じっくりと診る。その代わり不必要には長く入院はしてもらわない。当たり前のことですが、そういった方針でやっていまして、今のところは大学のほうも懐深く、患者さんのための医療を優先させてくださいと言っていただいています。

諸川　平均在院日数は何日ぐらいですか。

兼本　100日を超えていますね。

諸川　そうすると、ある程度じっくり診られますね。

兼本　ええ。もちろん大学病院がそれでいいのかということもあるのですが、逆に、大学病院でも、治療の開始と終結を診る機会をつくっておくのは大事なことだと思うのです。

諸川　看護単位を維持するために、36日以内の入院にしないといけないのですが、そうすると、加速度がついてしまい短くなっていく傾向になるんですね。心配なのは、アメリカで起こったような回転ドア現象みたいになってしまうことです。これで大丈夫というところまで診られないですから、退院されてもまた入って来られる。

兼本　実際それをやるとすると後方ベッドを確保しないと難しいですよね。後方ベッドの単科精神病院を確保しておいて、36日にして勝負がつかない人は単科に送るという形にするしかない。統合失調症の場合に、いったん入院が必要になった場合、1ヵ月単位の入退院が治療的かどうかは難しい問題のようにも思います。特に発病間もない若い患者さんの場合には、最初の入院の体験が予後に決定的な影響を与えることもあると思うので、さらに慎重な配慮が必要な気がします。

諸川　大学病院がこれでいいのかとおっしゃいましたが、平均在院日数を短くしたり稼働率を上げたり、そういうことをどんどん追求していくのがいいのか、それとももう少し違うことを求めたほうがいいのか、現在一番難しいところですね。

兼本　他の科に関しては入院期間の短縮や外来診療の範囲の拡大は世界的な趨勢で、当面は選択の余地なくそうなるのでしょうが、精神科に関しては、若干事情が異なるようにも思います。例えばドイツでは、保険適用は基本的には診断群別定額支払いで行われていますが、精神科に関してはこのシステムから除外されています。最終的にはそれこそ国全体の社会医療経済の面から、どんどん退院させてどんどん入院させるのが効率の良いことなのかの検討が必要だと思います。

諸川　統合失調症の場合はダイレクト・コストよりもトータル・コストがとても高いですから。

兼本　おっしゃる点が重要ではないかと思うのです。医療費の問題を考えるときに、ダイレクト・コストという目先の問題だけに捉われるのではなくてトータルにみた社会経済的にどうなのか、もっと考えてみてもいいと思うのです。

諸川　今まで国民皆保険で出来高払い制度だったためか、そういう医療経済的なものの考え方、研究はほとんどされてないですね。医療保険制度によっても、お金のかかり方とか、医療をする側がどういうインセンティブを与えられて、どういう方向に向いていくかが違ってきますし、社会としてどういうお金の使い方が一番いいのか、効率がいいのかということを考えていかないとだめだと思います。

兼本　例えばてんかんに関して言えば、コスト面で採算に合わないてんかん専門病棟の縮小化が考えられますが、薬剤の調節や整理によって随分多くの人が発作がなくなったり、あるいは知的な障害を伴う人などでは食事も介助が必要だった人が日常生活をある程度自立して行えるようになるといったことが専門病棟で可能になることがあります。しかし、実際の作業は専門的な看護スタッフによるマン・パワーによる観察と薬剤整理ですから、うまくいけばいくほど請求できる点数は低くなり、金銭的には赤字になります。実際そこに投資することで、国全体としてどのぐらい得になるかということを考えずにダイレクト・コストだけを考えて収支決算をしていると、最後はつけが回ってくるといいますか、小さいお金を惜しんで国全体は大きく損することになる可能性があると思うのです。

てんかんの専門外来と専門医の育成

諸川　てんかんの患者さんについて、医療スタッフに対する独自の教育システム、あるいは患者さんに対する治療などで特殊性というのはありますか。

兼本　てんかん医療のセンター化は先ほども言いましたように不採算部門ですから、私立で行うのは困難だと考えています。ですから、今、目指しているのは、例えば成人のてんかんの患者さんに関して、その患者さんをどこでどのように診るのが一番適切かという交通整理ができる専門外来ということを考えています。同時に、精神科でてんかんを診る人がどんどん減っているという現状を踏まえて、やはり精神科が関わらざるを得ない患者さんや、少なくとも精神科がチームの中に入った方がいいような患者さんはたくさんおられるので、そういう専門医を育てることを考えています。

諸川　精神科医がてんかんの患者さんをあまり診なくなったというのは、どういうことでしょうか。

兼本　一つは、脳の病気ということが非常にはっきりしているということがあるかもしれません。もともとてんかんは精神病理学の対象でもあったわけですが、そういうふうに精神病理学的な側面から診るということと、てんかんという病気は少し遠くなってしまいました。ただ、脳の病気だからといって患者さんの体験が消えるわけではないので、てんかんの患者さんのような複雑な内的体験を持つ人の話を、きちんと再構成していく作業は、精神科医的な訓練を受けた人でないと難しいと思うのです。それから、てんかんの専門性が非常に複雑になっていて、とっつきにくいということがあるのかもしれません。ただ、とっかかりのところは、そんなに複雑ではなく、要するに局在関連てんかん（＊現在は焦点てんかんと名前が変わっています）と全般てんかんの2つに分ければいい。もう少し専門的にいくのであれば4つぐらいに分けて、そうすると第一選択薬や予後をある程度見通すことができます。少しの訓練でその程度のところまではすぐにいけると思うんです。

諸川　先生は、そもそもてんかんをご専門にされるようになったのは、どういういきさつなんですか。

兼本　きっと無意識には何かがあるのでしょうけれど、これといった意図があったわけではありません。卒業してからとりあえず京大で研修医をしていましたが、その先に行く所がなくて(笑)、学生のときから勉強会でお世話になっていた藤縄昭先生から、河合逸雄先生という楽そうな人がいるから、関西てんかんセンターにでも行っては と言われまして。それで、ふらふらと1年ぐらいして、また別の所に行こうかなと思って今度はドイツに行きました。

諸川　ベルリン自由大学へ。

兼本　ええ。それからまた帰ってきて、宇多野病院に戻りました。そこで河合先生がいらっしゃって、自由にさせてもらい楽だったので（笑）、それで居着いてしまいました。結局結果としててんかんを随分やったという感じです。

諸川　ベルリン自由大学はどうしてお選びになったんですか。

兼本　それも何となくですよねえ。そんなに目的意識を持って行ったというわけではなくて（笑）。何となく京都にいるのも煮詰まったかなというのがあって（笑）。

諸川　(笑) いかがでしたか。

兼本　まあ、いいこと悪いこといろいろでした。

諸川　昭和61年だとベルリンの壁が……。

兼本　壁がまだあったんですよ。

諸川　壊れる少し前ですよね。

兼本　ええ。それは非常におもしろかったです。壁がなくなる前はベルリンは一つの世界の果てという雰囲気がありました。壁はある意味、西洋世界の終わりですよね。その壁を一つ隔てて向こうへ行くと別の世界があって、非常に特殊な感じでした。病院で診療していたわけですが、例えば亡命してきたソビエトの人がいたり、ボルガドイチェという、第2次世界大戦のときに、ボルガ河の河畔に残されたドイツ人の子孫がいたり、あるいはユーゴスラビアのイスラム教徒や、トルコ人がたくさんいる。非常に独特の雰囲気がありましたね。世紀末的な雰囲気でもあるし、そういう意味では非常におもしろかったですし、気に入ってもいましたけどね。

諸川　そうですか。壁が崩壊する前兆というか、予感みたいなものはありましたか。

兼本　誰一人としてそんなことは思っていなかったですね。この壁は何十年後も続いていくんだろうと、みんなが思っていたと思います。私がいた1年後か2年後にはもう壁がなくなったのですが、ほとんどの人はまったく予想だにしていなかったと思います。

諸川　みんなで壊してやろうという感じではなかったのですね。

兼本　この壁は永遠にというか、そんなに簡単に、決して消えるものではないだろうという感じでした。

諸川　それがいきなりなくなるというのは、やはりかなりの心理的な影響があったでしょうね。

兼本　そうですね。あの壁がなくなり得るということは、逆にどんなことでも起こるだろうということですよね。だから、今は決して予測がつかないようなことでも、世界史の中では起こり得るんだなという感じはします。

諸川　今、日々そのとんでもないことが起こっています。イラクの戦争にしても、本当にあっと言う間に起こってしまいますからね。

兼本　そうですね。壁が崩れるというのは、９・11と同じぐらいの意外さであったと思います。

河合先生のサンドバッグ療法

諸川　また話は戻りますが、宇多野病院での河合先生との出会いは、大きかったですか。

兼本　最初はそんなに大きくなかったんですよ（笑）。最初は何て一緒にいて楽な人なんだろうと思っていました。河合先生は僕よりも30歳ぐらい年上ですし、僕がレジデントで入ったときは、河合先生は副院長で、その後すぐ院長になられましたから、それにてんかん学の分野でももう大家だったわけですが、例えばそういう偉い人と一緒に、新幹線に乗って東京に行かなければならないと少し緊張するじゃないですか。

諸川　そうですね。隣の席で寝てもいいかなとか（笑）。

兼本　そうそう、でも、そんなこと全然なかったんです。河合先生が何かいろいろ言っているのに「いや、もう先生、僕は少し休みたいですから」とか言える（笑）。

諸川　でも、兼本先生のパーソナリティによるところもないですか（笑）。

兼本　まあ一つの例ですが、非常に自由な人でしたね。

諸川　だんだんとその出会いは大きかったと思われるようになったんですか。

兼本　そうですね。本当に偉そうにしない人でしたから、そんなに偉い人だとは最初思えなかったんです。なかなか偉そうにしないと偉い人だとは見えないんですよね。でも実際は偉い人だったんですよ（笑）。てんかんのほうでは、有名な人でしたし、それをよく知らないから全然そんなふうに思ってなくて。いつでも、どんな人に対しても、態度を変えるということはなかったですね。

諸川　それだけ大きな方なんですね。

兼本　ええ。患者さんの診療もおもしろい。とにかく患者さんに言わせたいだけ言わせて、やらせたいだけやらせて、サンドバッグみたいに河合先生はひどい目にあうんですが、攻撃している方の患者さんが最後は疲れてしまってやめるんです。

諸川　サンドバッグ療法（笑）。

兼本　とてもあんなことはできない。

諸川　それだけのエネルギーもないし、やりたいだけやらせてあげるというのは時間も労力もかかりますよね。平成13年からこちらにおいでになって、平成13年の9月に教授にご就任になられています。すごく早かったのですね。助教授でおいでになったのは8ヵ月ぐらいです。

兼本　ええ（笑）。

諸川　先生は京大のご出身ですが、先生は、京大に限らず、いろんな大学を見ておいでになっただろうと思うのですが、ここの大学の特色はどういうところですか。

兼本　それは人柄がいいといいますか、愛知医科大学の出身の人は、例外はもちろんあると思うんですが（笑）、基本的に人柄がよくて、医局の雰囲気は和気あいあいとしています。

教室では自分の責任で自由に学ぶ

諸川　今、研究は主にどんなことをされていますか。

兼本　一つは、もともと愛知医科大学で伝統のある精神薬理の研究が、杉田非常勤講師・鈴木滋助教授・松原講師を中心に行われています。誘発電位を中心とした電気生理を立花助手が、ＩＬＡＥ（国際てんかん連盟）に付託された事業として、てんかん性精神病の多施設研究を兼本が中心となって行っています。それから、須賀講師を中心として統合失調症の遺伝子研究を東海大学の田宮先生のチームと一緒に始めたところです。中安先生の初期分裂病の研究などもやりかけているのですがなかなかまだうまくいきません。それから、愛知医科大学では非定型精神病を林先生がずっと研究して来られましたので、それに関しても研究を継続したいと考えています。

非定型精神病は、北米などでは感情障害、躁病のほうに引き寄せて考えられていますが、実際にはその病像や経過は必ずしも簡単に同一視できない印象はあります。その辺を含めて臨床研究を継続していきたいと考えています。

諸川　教室の方は何人いますか。

兼本　23人から25人ぐらいです。スタッフは、教授、助教授を入れると12人です。

諸川　先生が教室を主催されていく上でのポリシー、方向性、大事にしていることというのはどういうことですか。

兼本　私が学んできたことでもありますが、基本的には、できるだけ教室員一人ひとりが、やりたいと思っていることを可能な限りサポートしていく形にしたいと思っています。自分の責任で自由に——といっても、いろんな教室の制約というのがあるわけですが、その制約が許す限りでは、できるだけ勉強したいと思うことを勉強できるような形にしたい。教室がそれを実現できるような良い道具になればと思っています。

諸川　自分の興味あることをやるのが一番能力が伸びるでしょうね。教育についてはいかがですか。学生にこれだけは伝えておきたいと思われていることがありますか。

人権の制限という問題を常に意識

兼本　一つは、精神科に来る学生さんは、精神科に来てからいろいろ自分で考えればいいと思うのですが、精神科に来ない学生さんが、精神疾患を特別視しないよう、精神疾患も一つの疾患だということを伝えたいという気がします。

諸川　偏見をなくすということ。

兼本　簡単じゃないですが。それから、もう一つは、少し矛盾することになるかもしれませんが、例えば患者さんが入院したいと言ったときに、いつでも入院してもらったほうがいいのかどうかといった精神科に特有の問題もあります。入院してもらったほうが簡単でも今は持ちこたえて、外来で頑張ってもらったほうがいいという場面がありますよね。しかしそれはなかなか他科では理解が難しい。また、人権の制限という問題があります。つまりわれわれは、入院したくない方を入院させるという人権の制限をしているわけですが、だからこそ人権の制限という問題を絶えず意識的に考える癖がついています。例えば骨折していて、ベッドでたばこを吸ったところを「だめじゃないか」と言われて「たばこを吸えないぐらいなら帰る」と怒った患者さんをどうするか。「この患者さんを説得してくれ」と、他科のお医者さんが言ったとしても、実際問題としてわれわれにはその患者さんに無理に病院にいてもらう法的な権限はないわけです。そういうことは簡単にはわかってもらえない。できればそういうことを最低限わかってもらえるようにしたいと思うのです。

諸川　なるほど。少し問題行動があると「すぐ精神科に入院させてください」と言う人がいます。「でも閉鎖病棟なんですよ」と（笑）。その閉鎖病棟に入院するということがどういうことかを理解していただけない。

てんかん性精神障害の分類

諸川　少し話は変わりますが、先生がご専門のてんかん性の精神障害について皆さんにわかりやすいように教えていただけないでしょうか。てんかん性の精神障害の分類の変遷といいますか、なかなか一定しなかったというバックグラウンドがあるのでしょうか。先生は主に3つのタイプに分けられるというふうにおっしゃっていますが、そのあたりからお話をお聞かせください。

兼本　原則として、てんかん性精神病の比較的新しい1950年代以降の分類では、てんかんの発作とどんな時間的な関係があるかによって分類されていると考えていいと思います。つまりてんかんの発作の最中の精神症状なのか、それともてんかんの発作の直後に近い時期に出てくる精神症状なのか、それともてんかんの発作とは独立した形で発作がないときに出てくる精神症状なのか。さらに発作間欠期に出てくる精神障害・精神症状を、急性のものと慢性のものに分けるということになろうかと思います。例えば私の手持ちのデータは比較的難治の人が集まっているてんかんセンターでのデータという点では少しバイアスがかかっているんですが、てんかん性精神病の発現は全体の6％ぐらいで、そのうちの2％ぐらいが発作後精神病、あとの4％ぐらいが発作間欠期に出てくる精神病でした。つまりてんかん性精神病全体の3分の1ぐらいは、発作後精神病で、無視しきれるような数ではないのですが発作後精神病が着目されたのはここ10年くらいです。それまでの分類ですと、例えば発作時の精神病・精神症状がかなりクローズアップされていますが、頻度は比較的低い。大事ではありますが、例えば複雑部分発作の群発ではなく、持続的な重積状態は実際には滅多にあることではありません。

諸川　発作後の精神病というのは、要するに〝postictal psychosis〟のことですね。発作が終わってから7日以内ぐらいに起こってくる……。

兼本　大体そういうふうに定義はしています。それで、基本的には複雑部分発作が群発するか、側頭葉てんかんで大発作が群発ないしは単発でもいいですが、その後に、典型的には清明期を経て出てきます。

諸川　清明期を経てというのがおもしろいですね。

兼本　ええ。まったく正常な時期があって、それから出てくるんです。ですから、それは単なる発作後もうろう状態とは同一視できません。

諸川　その間のことはちゃんと記憶している。

兼本　記憶が曖昧になるケースもありますが、典型例では記憶は残っています。

諸川　先生のご論文の中で興味深かったのは、側頭葉の切除術とか、ロボトミーをした後に、気分障害が出てくる患者さんがおられて、発作後精神病が出てくるときも初めは軽躁状態が先行して、それから急激に精神病症状が出てくる。

兼本　そうです。それが典型ですね。最初の2〜3日は躁状態なのですが、1日や2日で錯乱にまで至ります。この早い症状の展開は非定型精神病に似ていますが、軽躁状態のときに早期発見、早期治療が必要で、実際には睡眠に導入するのですが、そうしますと精神病状態になる前にエピソードを頓挫させることができます。

諸川　どうしてそういうことが起こるのでしょうか。

兼本　いや、それはまだわからないです。ただ、おもしろいのは、一方では交代性精神病があって、よくご存じのように薬で発作を止めると精神病になる。この場合にはシュナイダーの一級障害が出ますし、基本的に陽性症状は統合失調症と区別ができない。これに対して、発作後精神病はむしろ感情障害か、あるいは分裂感情障害に近い病像です。このことからは、側頭葉てんかんは、一方では発作後精神病を通して感情障害のモデルに、他方では交代精神病を通して統合失調症のモデルになるのではないかという印象を持っています。

諸川　手術というのは、どれぐらいの頻度でなされているのですか。

兼本　側頭葉てんかんに内側型と外側型というのがあって、外側型に関しては手術成績は必ずしも良くありません。内側型で海馬の硬化があったり、内側型でも外側型でも大脳異形成などは例外ですが、病巣がＭＲＩで見えたりする場合はよく治ります。

諸川　発作自体もなくなって、発作後の精神病もなくなる。全部きれいになくなるわけですね。文献の症例を拝見すると、実際に暴力行為があると、ご自分は全部それを覚えていらっしゃってかなりつらいのでしょうね。

兼本　そこが難しいのですが、てんかんのそういう場合の暴力行為は比較的自我親和的であることもあります。例えば強迫症状に関しても、てんかんの場合の粘着性は、比較的自我親和的な場合が見受けられます。ですから、場合によって患者さんはあまりつらくなく、周りが困惑するということにもなります。暴力行為も、周りがあまりにも困ってしまうものですから、総スカンになって大変ですが、ご本人は必ずしも自罰的にはなりません。

力動的な精神療法にも目配りを

諸川　よろしかったら読者の方へのメッセージをお願いします。

兼本　今、精神医学は、脳科学あるいは遺伝子科学のほうに大きく針が振れていて、私自身も生物学系ではありますし、それはそれでもちろん大事なのだと思うのですが、やはり心の診療とのバランスが大事ではないかと思っています。愛知医科大学では、私がてんかんをやっていることもあり、脳の科学としての精神医学をしっかりやっていくことはもちろんですが、臨床心理士の方を含めたケーススタディなどを定期的に行い、心理力動についての目配りも忘れないようにと考えています。児童・思春期も今はADHDなど、脳が注目されてそちらに研究・教育がシフトしていますが、やはり力動的な精神療法を必要とする患者さんは少なくなく、大学の教育・診療システムの中でそうした視点がなくならないようにしたいと思っています。

諸川　脳の時代と言われて、バイオロジカルな研究が進んできますし、その方法論も確立されてくるとどうしてもそういう方向に研究が傾きがちです。しかし、あまりそちらに行ってしまうと、実際の患者さんのニーズとずれてきます。アカデミズムという面では、それは重要なことですし、最終的にはそれで病因が解明されたり、根本的な治療になるかもしれませんが、先生がおっしゃるように精神療法的なアプローチ、社会復帰、ソーシャルサポートというのは常に必要ですから、それを並行してうまく組み合わせてやっていかなければならないということですね。

兼本　別にうちでノーベル賞を目指すわけではないわけですから。研究に関しても大きな研究ではなくて、診療の中でやっていけることを重視していこうと考えています。

諸川　お忙しいところ長時間ありがとうございました。

初出一覧

《退官記念講演》
心因と外因を一人の精神科医が診察することの難しさ
―愛知医大で見た7000例の新患の中から―
令和5年2月13日　愛知医科大学たちばなホールにおける講演より

《特別寄稿》
脳との距離から始める精神医学
―臨床においては軸の重みづけは常に問われる―
「精神科治療学」第37巻11号、1259-1265、2022.

新任教授に聞く　第26回
「こころの臨床a・la・carte」第22巻2号、229-235、2003.

●略歴

兼本浩祐（かねもと こうすけ）

すずかけクリニック医師、中部 PNES リサーチセンター所長。愛知医科大学名誉教授。精神科医。1957 年島根県生まれ。京都大学卒業。ベルリン自由大学神経科外人助手。国立療養所宇多野病院関西てんかんセンター、愛知医科大学精神科学講座教授を経て現職。

最終講義：心因と外因を一人の精神科医が診察することの難しさ

2024 年 6 月 18 日　初版第 1 刷発行

著　者　兼 本 浩 祐
発行者　石 澤 雄 司
発行所　株式会社 星 和 書 店
〒 168-0074　東京都杉並区上高井戸 1-2-5
電 話　03（3329）0031（営業部）／03（3329）0033（編集部）
FAX　03（5374）7186（営業部）／03（5374）7185（編集部）
http://www.seiwa-pb.co.jp

印刷・製本　中央精版印刷株式会社

Printed in Japan　ISBN978-4-7911-1137-4